SHENZHEN SHI JUMIN
DIANZI JIANKANG DANG'AN DE
SHEJI YU GOUJIAN

深圳市居民
电子健康档案的设计与构建

主　编◎郑　静　王　爽

副主编◎靳淑雁　黄瑞梅　郑　宁

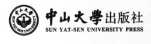

·广州·

版权所有　翻印必究

图书在版编目（CIP）数据

深圳市居民电子健康档案的设计与构建/郑静，王爽主编；靳淑雁，黄瑞梅，郑宁副主编． --广州：中山大学出版社，2024.12． --ISBN 978 - 7 - 306 - 08363 - 0

Ⅰ. R197.323.1

中国国家版本馆 CIP 数据核字第 20243MT481 号

出 版 人：	王天琪
策划编辑：	曾育林
责任编辑：	高　莹
封面设计：	曾　斌
责任校对：	杜晏清清
责任技编：	靳晓虹
出版发行：	中山大学出版社
电　　话：	编辑部 020 - 84113349，84110776，84111997，84110283
	发行部 020 - 84111998，84111981，84111160
地　　址：	广州市新港西路 135 号
邮　　编：	510275　　　　　　传　真：020 - 84036565
网　　址：	http://www.zsup.com.cn　E-mail:zdcbs@mail.sysu.edu.cn
印 刷 者：	广东虎彩云印刷有限公司
规　　格：	787mm×1092mm　1/16　11.75 印张　217 千字
版次印次：	2024 年 12 月第 1 版　2024 年 12 月第 1 次印刷
定　　价：	50.00 元

如发现本书因印装质量影响阅读，请与出版社发行部联系调换

编委会

主　编：郑　静（深圳市卫生健康发展研究和数据管理中心）
　　　　　王　爽（深圳市卫生健康发展研究和数据管理中心）
副主编：靳淑雁（深圳市妇幼保健院）
　　　　　黄瑞梅（深圳市卫生健康发展研究和数据管理中心）
　　　　　郑　宁（深圳市卫生健康发展研究和数据管理中心）
编委会成员：（按姓氏拼音排序）
　　　　　陈晓璇（深圳市卫生健康发展研究和数据管理中心）
　　　　　黄成杰（深圳市卫生健康发展研究和数据管理中心）
　　　　　李艺璇（深圳市卫生健康发展研究和数据管理中心）
　　　　　卢文旺（深圳市卫生健康发展研究和数据管理中心）
　　　　　王培坚（深圳市卫生健康发展研究和数据管理中心）
　　　　　张文辉（深圳市卫生健康发展研究和数据管理中心）
　　　　　张馨雅（深圳市卫生健康发展研究和数据管理中心）

目 录

第一章 背景与开放需求 ·· 1
第一节 深圳市电子健康档案建设背景 ·························· 1
一、深圳市全民健康信息化总体目标 ···························· 1
二、健康档案数据的归属 ······································ 3
三、健康档案的信息来源 ······································ 4
四、健康档案的数据信息 ······································ 4
五、居民电子健康档案可控共享 ································ 4
六、可控共享主要场景 ·· 6
第二节 电子健康档案开放需求 ································ 7
一、健康档案开放规定 ·· 7
二、居民电子健康档案有序开放 ································ 7
三、健康档案有序开放原则 ···································· 8

第二章 内容与授权管理 ·· 9
第一节 电子健康档案内容 ···································· 9
一、个人基本信息 ·· 9
二、公卫服务信息 ·· 11
三、医疗服务信息 ·· 39
四、个人可穿戴信息 ·· 42
第二节 电子健康档案授权管理 ································ 43
一、开放内容授权 ·· 43
二、调阅机构授权 ·· 44
三、居民自我授权 ·· 46
第三节 电子健康档案安全设计 ································ 47
第四节 电子健康档案问题反馈处理流程 ······················ 47

第三章 建设标准与运用规范 …… 48

第一节 关键概念 …… 48
第二节 电子健康档案功能设计 …… 48
 一、系统架构 …… 48
 二、技术架构 …… 51
 三、业务架构 …… 52

第三节 电子健康档案功能规范 …… 53
 一、基本内容 …… 53
 二、健康档案的信息来源 …… 54
 三、功能引导 …… 56
 四、交互规范 …… 61

第四节 电子健康档案应用规范 …… 63
 一、电子健康档案展示 …… 63
 二、应用流程 …… 63
 三、应用场景 …… 66
 四、开放与交互 …… 68
 五、应用载体和渠道 …… 69

第五节 电子健康档案数据集标准 …… 70
 一、城乡居民健康档案基本数据集 …… 70
 二、健康自测体征基本数据集 …… 117

第六节 电子健康档案安全和隐私 …… 121
 一、掩码展示 …… 121
 二、匿名化服务 …… 122
 三、安全警示服务 …… 122
 四、自主授权服务 …… 122
 五、安全审计服务 …… 123
 六、应用安全 …… 123
 七、安全保障 …… 125
 八、隐私保护 …… 126

第四章 总体技术 ... 127
第一节 主索引设计 ... 127
一、主索引 ... 127
二、主索引服务 ... 127
三、交叉索引 ... 130
四、居民匹配 ... 131
五、隐私与安全 ... 132
六、主索引运用 ... 132
七、配置管理 ... 133

第二节 数据资源库 ... 133
一、数据资源库设计 ... 133
二、三库融合 ... 142
三、数据资源中心 ... 143

第三节 数据采集 ... 147
一、数据采集原则 ... 148
二、数据采集流程 ... 149
三、数据采集范围 ... 150
四、数据采集对象 ... 151
五、数据采集来源与资源目录 ... 151
六、数据采集方式及解决方法 ... 153
七、数据采集机制 ... 157
八、数据采集管理要求 ... 158
九、异源异构数据采集 ... 159
十、数据采集标准管理 ... 159

第四节 数据处理服务 ... 160
一、数据整合服务 ... 161
二、数据存储服务 ... 161
三、数据访问服务 ... 162
四、数据清洗 ... 162
五、数据装载 ... 164
六、数据质量控制要求 ... 164
七、交换任务设计和部署 ... 166

八、安全要求 ………………………………………………… 167
第五节　数据共享交换 ……………………………………… 168
　一、数据共享交换逻辑结构 ……………………………… 168
　二、数据共享交换通道 …………………………………… 168
　三、数据共享交换资源目录 ……………………………… 169
第六节　数据质量控制管理系统 …………………………… 171
　一、总体设计 ……………………………………………… 172
　二、质量综合评估 ………………………………………… 175
　三、数据质量分析 ………………………………………… 175
　四、数据校验日志 ………………………………………… 176
　五、网络监控管理 ………………………………………… 176
　六、数据自检自测 ………………………………………… 176
　七、数据补传机制 ………………………………………… 177

第一章 背景与开放需求

第一节 深圳市电子健康档案建设背景

一、深圳市全民健康信息化总体目标

到 2019 年底，深圳市全民健康信息化建设争取达到全国先进水平，已基本完成建设全员人口、居民电子健康档案、电子病历三大基础数据库，建立涵盖医疗机构、医务人员、病床、设备、医用耗材、药品等健康服务资源的多维度、科学化智慧健康认证和评价体系，完善智慧健康服务体系管理规范，加强智慧健康服务监管。按照信息管理规范，依托数据共享交换平台，支持实现分级、分类向授权的医药卫生机构、合作企业、卫生专业技术人员及市民开放医疗卫生服务信息及健康大数据等，全市健康大数据产业体系初步形成。

到 2020 年，在全市统一的全民健康大数据平台基础上探索建立适合深圳市的健康医疗大数据应用体系，实现健康医疗大数据资源跨部门、跨区域共享，医疗、医药、医保和健康各相关领域数据融合应用取得明显成效，完善健康大数据产业体系，促进新业态蓬勃发展。实现"四个一"发展目标，即"一体两翼平台、一码服务一生、一网运行协同、一键可知全局"。通过建设标准统一、融合开放、安全可靠的深圳市全民健康信息平台，构建以人为本的智慧健康服务体系，实现全生命周期的健康便民惠民服务、精细化管理和科学决策，深入推进"一网式、一站式"医疗健康服务，提升市民对健康服务的获得感和幸福感，以人民群众多层次、多元化医疗健康需求为导向，依托互联网、大数据、物联网等技术，提高医疗健康服务质量和可及性，满足国家区域互联互通成熟度测评最高等级要求，不断深化医疗健康服务的发展，积极培育健康产业，为打造深圳市医疗卫生高地奠定基础。具体如下：

（一）一体两翼平台

建设融合开放的一体化区域全民健康应用支撑平台，建立和完善健康档

案、电子病历、全员人口、基础资源四大基础数据库，汇集多方资源，构建区域全民健康医疗大数据中心。以硬件和安全为两翼，构建计算高效、资源可动态分配的基础设施云；利用可信技术，建设可溯源、可分析的态势感知平台，为全民健康信息化奠定坚实、可靠的基础。

（二）一码服务一生

基于电子健康卡居民唯一服务标识，充分利用新技术如互联网、物联网、云计算、大数据等，为市民提供从出生到死亡全生命周期的健康管理服务。通过预约服务、双向转诊、商保支付、家庭医生签约、慢病管理、网上审批等服务，打造"一网式查询、一站式服务"新型卫生信息服务模式，实现区域医疗资源共享，让"信息多跑路、市民少跑腿"，提高优质医疗资源可及性，为广大人民群众日益提升的健康需求提供必要的技术支撑。为医务人员统一建立唯一的电子身份标识，对全市医务人员的身份信息进行统一管理，使医务人员的身份信息可在全市各医疗卫生计生机构识别，协助医师多点执业、诚信执业。

（三）一网运行协同

基于区域全民健康信息基础平台实现各级各类机构信息互联互通，满足医-医、医-卫、医-药、医-管等协同服务应用，包括分级诊疗、慢病管理、合理用药、医疗服务监管等协同应用，并建设区域检验、区域影像、区域心电、区域协同心脑急救、电子健康卡等应用，力争让国家区域互联互通标准化成熟度评测达到国内同期的最高水平。

（四）一键可知全局

基于平台实现综合管理、决策分析、预警等应用，在监督管理方面为各个应用部门提供数据查询和综合管理应用，为各级管理部门提供决策的科学依据。实现公共卫生、医疗服务、计划生育、医疗保障、药品管理、综合管理六大业务体系监管，建设综合管理云服务、医疗机构管理、中医药健康服务管理等系统，建立高效、灵活的政府数据管理和利用的全新模式，实现数据价值的最大化。

新建深圳市区域全民健康信息平台是在充分利用现有资源的基础上构建的从基础平台、业务协同、综合管理到便民惠民服务等一体化的面向全市卫生健康全行业的整体信息化体系，具体如图1.1所示。

第一章 背景与开放需求

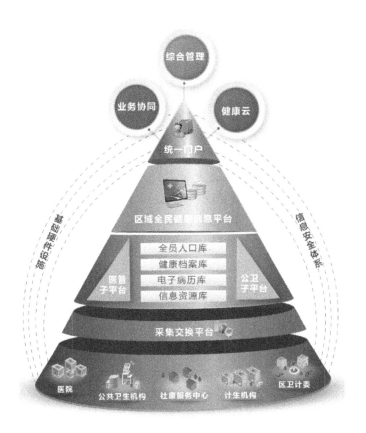

图1.1 深圳市区域全民健康信息平台

居民电子健康档案库是区域卫生平台整个数据资源层的核心，档案库主要存储健康档案摘要及临床、公卫的卫生服务结果记录，以此形成健康档案的主要疾病和健康摘要、医疗服务、妇女保健、儿童保健、疾病控制、疾病管理及个人身份信息七大业务主题域。

二、健康档案数据的归属

现阶段国内外对电子健康档案研究相当重视，电子健康档案作为健康管理的一种工具，已成为卫生信息化研究的热点，对于当今社会"看病难，看病贵"的问题具有重要的缓解意义。

一般认为，健康档案数据所有权属于患者，取之于民，用之于民。健康档案数据持有权属于医院，医院可有限度地在诊疗、科研领域应用。健康档案数据管理权属于政府，政府对数据安全与利用有监管责任。

三、健康档案的信息来源

健康档案信息量大、来源广且具有时效性。其信息收集应融入医疗卫生机构的日常服务工作中，随时产生、主动推送，一方采集、多方共享，实现日常卫生服务记录与健康档案之间的动态数据交换和共享利用，避免成为"死档"，并减轻基层卫生人员的负担。

由于人的主要健康和疾病问题一般是在接受相关卫生服务（如预防、保健、医疗、康复等）过程中被发现和被记录，因此健康档案的信息内容主要来源于各类卫生服务记录，具体有三个方面：一是卫生服务过程中的各种服务记录，二是定期或不定期的健康体检记录，三是专题健康或疾病调查记录。

四、健康档案的数据信息

健康档案业务领域（主题）分为3个一级类目，即：基本信息、公共卫生、医疗服务。其中，"公共卫生"包含4个二级类目：儿童保健、妇女保健、疾病控制、疾病管理。全部业务域共39个。

业务子域在整个健康管理过程中并不是独立的，它们之间存在着一定的关系。如"出生医学登记"将产生"预防接种"服务，"传染病报告"的信息可来源于"医疗服务"域组、"疾病管理"域组、"儿童保健"域组或"妇女保健"域组的卫生服务活动所产生的信息。

五、居民电子健康档案可控共享

（一）健康档案共享规范

居民电子健康档案的共享遵循《健康档案共享文档规范》这一标准。这一标准是基于遵循HL7 RIM模型构建的，并引用了国际上已有的成熟文档架构标准ISO/HL7 CDA R2三层架构，同时结合我国医疗卫生业务需求，进行本土化约束和适当扩展，以适合我国卫生信息文档共享与交换。

《健康档案共享文档规范》以文档架构为依据来规范性说明健康档案共享文档的通用架构，以模板库为约束来规范性描述健康档案共享文档的具体业务内容，以城乡居民健康档案基本数据集为基础来规范性定义健康档案共享文档所包含的数据元素，以值域代码为标准来规范性记载健康档案共享文档的编码型数据元素，清晰展示了具体应用文档的业务语境以及数据单元之间的关联关系，支持更高层次的语义互联互通。

（二）可控共享关键技术

1. 索引加密传输

在互联网进行个人健康档案查询，除了借助移动端 App 或微信的实名身份强认证外，在终端与健康档案之间建立安全的信息传递策略是关键技术所在。如果仅仅简单地采用明文的形式向健康档案系统发送，非常有可能被木马程序或黑客接管，导致信息泄露。实施对索引信息（含身份证号）加密，密钥预先封装在接口程序中，以此保证信息传输安全。

2. 目标地址转换

居民电子健康档案通常与全民健康信息平台一同部署在卫生信息专网上，而共享居民电子健康档则基于互联网的应用，在完成身份认证和索引匹配后，专网区的健康档案系统必须向互联网请求终端发送所查询的健康档案链接地址。由于健康档案系统和互联网请求终端分属不同网络，目标地址必须经过路由转换。

3. 目标地址验证

为防止目标地址被复制，健康档案在每次收到互联网查询时，需要对来自外网访问的目标地址进行动态验证，未经身份认证且仅通过复制粘贴地址访问的将被拒绝。

4. 系统接口技术

系统接口采用浏览器/服务器（B/S）架构，通过访问控制、口令认证、安全审计、防恶意代码、加密等技术，实现对信息的全面保护。接口采用 HTTPS POST 的调用方式，保障数据安全传输，提交和返回数据均为 JSON 格式，并统一采用 UTF-8 字符编码。报文内容根据杂凑算法（SM3）按指定规则计算摘要认证，报文的关键参数使用对称加密算法（SM4）和约定密钥加解密。系统根据用户扫码确认身份后，使用获取到的用户身份信息，将健康档案索引加密查询居民健康档案系统，并返回健康档案查询结果。

5. 索引加密方式

身份证号为健康档案查询的基本索引，通过统一的加密、解密健康档案索引，提高信息系统和数据的安全性及保密性，防止秘密数据被外部破译，保障用户信息安全。

健康档案索引加密采用以下表达式生成：

健康档案索引密文 = 索引加密函数（索引生成因子，索引密钥，ECB 模式）

其中，索引加密函数为对称加密算法（SM4）。索引生成因子按照 UTF-8

编码生成，其生成规则如下：

索引生成因子＝证件类型代码＋证件号＋姓名

至于证件类型，我们遵循 WS/T 364.3—2023《卫生信息数据元值域代码第 3 部分：人口学及社会经济学特征》身份证件类别代码进行编码。

6. 网络隔离技术

互联网区与专网区的数据交互通过隔离网闸技术来实现，完全改变以往采用防火墙 DMZ 区逻辑交换的方式。内外网之间部署 2 台单向网闸（光闸），两侧均配有前置机。前置机安装有 IP 地址转换策略程序，导入、导出服务器部署了网络私有协议，保证了数据在内外网交互时的安全。

六、可控共享主要场景

1. 医生工作站对居民健康档案进行查询调阅

实际操作中，对于医生来说，调阅患者的过往诊疗信息对于当次就诊判断是必要的。只有在患者就诊状态下，医生才能调阅其健康档案信息。如果医院端有医生工作站，可通过在医生工作站刷医保卡、社保卡等方式认定居民已授信医生调阅其健康档案。

医生调阅患者就诊信息时，需进行审计，并确保在调阅的健康档案信息中过滤掉特殊疾病信息，患者可以不允许医生调阅。

2. 居民通过网络或移动终端访问个人健康信息

居民签约授信，通过与居民签约的方式对调阅机构、调阅内容范围、时间期限等进行授信，居民需提供个人身份信息（身份证、社保卡，如需通过网站、移动终端访问个人健康信息，还要提供手机号码）。采用手机动态密码方式来进行访问安全认证，即居民在查询访问时，系统自动通过短信方式发给居民动态密码。

对于平台中心端来说，在健康档案共享时，平台除了提供一般的安全服务（如单点登录、授权、认证、基于角色的访问、数据库高级安全、应用流程控制等），还需要基于政府配套法规提供更加复杂的安全和隐私服务，即健康档案管理。

（1）匿名服务：在分析研究时隐去患者资料，保证不向非授权用户透露患者的身份。

（2）许可管理服务：许可管理服务负责转换由政策和个人特定许可指令带来的隐私要求，并将其应用到健康档案共享中。这项服务可以决定是否允许公开个人健康信息，限制特定医疗服务提供者访问这些信息，或者在紧急治疗情况下，无须个人许可即可直接开放共享。

（3）身份保护服务：将客户或患者的身份解释为一个健康档案客户标识符（ECID）。健康档案客户标识符是一个受保护信息，只有信息平台内部才可见。

（4）加密服务：密钥管理服务是创建和管理数据存储的加密密钥。

数据库加密服务是加密和解密数据库表中的数据字段（列）和记录（行），以保护居民电子健康档案库中处于使用状态的其他保密关键系统数据。

数据存储加密服务是加密和解密文件和其他数据块，用于保护在联机存储、备份或长期归档中的数据。

（5）杜绝超级用户。数据库的安全性越来越受到重视，而其中大部分的威胁往往来自内部，如何进行有效的内部控制，多年来一直没有很好的解决办法。其中一个突出的问题就是如何限制数据库管理员（DBA）对应用数据的存取。DBA具有系统最高的权限，对他们而言，数据库中的数据是没有任何秘密可言的。为了保证运营系统的正常运行，DBA的某些"危险"操作也应该被禁止执行。

第二节　电子健康档案开放需求

一、健康档案开放规定

根据《深圳市居民电子健康档案管理办法（试行）》第十九条"应用范围"的规定，市卫生健康行政部门可以组织医疗卫生机构和相关专业机构依法利用不包含个人识别信息的居民电子健康档案信息，主要有以下工作用途：居民健康状况调查；医疗卫生行业管理；医学科学研究；其他为加强和改善市民健康服务、医疗卫生行业管理的工作。居民电子健康档案信息可依据《深圳经济特区突发公共卫生事件应急条例》相关规定，用于突发公共卫生事件应对。居民电子健康档案不得用于任何商业目的。

二、居民电子健康档案有序开放

健康档案的系统架构是以人的健康为中心，以生命阶段、健康和疾病问题、卫生服务活动（或干预措施）作为三个维度构建的逻辑架构，用于全面、有效、多视角地描述健康档案的组成结构以及复杂信息间的内在联系。通过一定的时序性、层次性和逻辑性，将人一生中面临的健康和疾病问题、针对性的卫生服务活动（或干预措施）以及所记录的相关信息有机地关联起来，并对所记录的海量信息进行科学分类和抽象描述，使之系统化、条理化和结构化。

三、健康档案有序开放原则

1. 优先重点人群

以高血压、糖尿病等慢性病患者、孕产妇、0～6岁儿童、65岁以上老年人等重点人群为突破口，开展面向个人的居民电子健康档案既往健康信息查询、就诊记录、检验检查等查询服务，培养居民个人对自我健康的关注与管理意识，然后逐步向全市居民开放。

2. 优先慢病任务

以高血压、糖尿病慢性病为重点任务，推动健康档案数据成为从医院、专业公共卫生机构到基层医疗卫生机构进行健康管理的有效工具。慢性病患者的随访、就诊记录、检验报告和用药溯源自动同步至居民电子健康档案，医生能够对患者疾病情况进行客观、量化的评估和预警。对健康人群、高危人群、慢性病患者进行分类干预，开展健康教育、危险因素监测、定期随访、并发症防控等工作，提高对患者的管理效率。基于居民电子健康档案的慢性病管理模式，实现慢性病从"发病管理"向"发现管理"、从"单纯服务"向"全程健康干预"的转变，形成主动管理与居民互动的全程健康管理模式。

3. 优先结合家庭医生签约

实施分级诊疗，结合家庭医生签约与居民电子健康档案，围绕预约挂号、预约检查、检查检验报告查询、家庭医生在线咨询、公共卫生服务提醒、健康风险评估、健康教育等便民服务，拓展推广基于全生命周期电子健康档案的职能健康画像、健康提醒、智能导诊、健康教育等个性化服务，积极引导居民形成主动调阅个人健康档案、主动参与居家健康管理的新时代健康习惯。

第二章　内容与授权管理

第一节　电子健康档案内容

居民电子健康档案内容主要包括个人基本信息、公卫服务信息（含妇幼保健、预防接种、传染病信息等）、医疗服务记录（含门诊、住院、检查检验、用药、电子病历等核心信息）、个人可穿戴数据，以及符合健康档案相关规范的其他数据。

一、个人基本信息

个人基本信息包括居民健康档案封面（表2.1）、个人基本信息（表2.2）、健康档案信息卡（表2.3和表2.4）。

表2.1　居民健康档案封面

序号	内容	说明
1	姓名	
2	现住址	
3	户籍地址	
4	联系电话	
5	街道名称	
6	社区居委会名称	
7	建档单位	
8	建档人	
9	责任医师	
10	建档日期	

表2.2 个人基本信息

序号	内容	说明
1	姓名	
2	性别	
3	出生日期	
4	身份证号	
5	工作单位	
6	电话	
7	联系人姓名	
8	联系人电话	
9	常住类型（是否深圳户籍）	
10	建档日期	
11	民族	
12	血型	
13	文化程度	
14	职业	
15	婚姻状况	
16	医疗费用	
17	药物过敏史	
18	暴露史	
19	既往史	
20	家族史	
21	遗传病史	
22	残疾情况	
23	生活环境	

表2.3　健康档案信息卡（正面）

序号	内容	说明
1	姓名	
2	性别	
3	出生日期	
4	健康档案编号	
5	ABO血型	
6	Rh血型	
7	慢性病患病情况	
8	过敏史	

表2.4　健康档案信息卡（反面）

序号	内容	说明
1	家庭住址	
2	家庭电话	
3	紧急情况联系人	
4	联系人电话	
5	建档机构名称	
6	联系电话	
7	责任医生或护士	
8	联系电话	

二、公卫服务信息

1. 儿童保健

儿童保健包括出生医学证明（表2.5）、新生儿家庭访视记录（表2.6）、1～8月龄儿童健康检查记录（表2.7）、12～30月龄儿童健康检查记录（表2.8）、3～6岁儿童健康体检记录（表2.9）。

表2.5 出生医学证明

序号	内容	说明
1	姓名	
2	性别	
3	签证机构	
4	出生地点	
5	出生日期	
6	出生情况（顺产、难产、剖宫产、双多胎）	
7	出生孕周	
8	出生身长	
9	出生体重	
10	出生头围	
11	出生胸围	
12	出生健康情况	
13	产时情况	
14	母亲姓名	
15	母亲出生日期	
16	母亲民族	
17	父亲姓名	
18	父亲出生日期	
19	父亲民族	
20	接生人员	
21	接生机构	
22	签发日期	

表2.6 新生儿家庭访视记录

性　别	0 未知的性别　1 男　2 女 9 未说明的性别		出生日期	□□□□ 年 □□ 月 □□ 日	
身份证号			家庭住址		
父　亲		职业	联系电话		出生日期
母　亲		职业	联系电话		出生日期
出生孕周　　周	母亲妊娠期患病情况　1 无　2 糖尿病　3 妊娠期高血压　4 其他				
助产机构名称	出生情况　1 顺产　2 胎头吸引　3 产钳　4 剖宫　5 双多胎　6 臀位 　　　　　7 其他				□/□
新生儿窒息　1 无　2 有 （Apgar 评分：1 min　5 min　10 min　不详）			□	畸形　1 无　2 有	□
新生儿听力筛查：1 通过　2 未通过　3 未筛查　4 不详					□
新生儿疾病筛查：1 未进行　2 检查均阴性　3 甲低　4 苯丙酮尿症 　　　　　　　　5 其他遗传代谢病					□/□
新生儿出生体重____kg		目前体重____kg		出生身长____cm	
喂养方式　1 纯母乳 　　　　　2 混合　3 人工		□	吃奶量____mL/次	吃奶次数____次/日	
呕吐　1 无　2 有		□	大便　1 糊状　2 稀 　　　3 其他　　　　□	大便次数____次/日	
体温____℃		心率____次/分		呼吸频率____次/分	
面色　1 红润　2 黄染　3 其他□			黄疸部位　1 无　2 面部　3 躯干 　　　　　4 四肢　5 手足		□/□/□/□
前囟____cm×____cm　1 正常　2 膨隆　3 凹陷　4 其他____					□
眼睛　　1 未见异常　2 异常____ □			四肢活动度　1 未见异常　2 异常____ □		
耳外观　1 未见异常　2 异常____ □			颈部包块　　1 无　　　2 有____ □		
鼻	1 未见异常　2 异常____ □		皮肤　1 未见异常　2 湿疹　3 糜烂 　　　4 其他____		□
口腔　　1 未见异常　2 异常____ □			肛门　　1 未见异常　2 异常____ □		
心肺听诊　1 未见异常　2 异常____ □			胸部　　1 未见异常　2 异常____ □		
腹部触诊　1 未见异常　2 异常____ □			脊柱　　1 未见异常　2 异常____ □		
外生殖器　1 未见异常　2 异常____ □			—		

续表

脐带	1 未脱 2 脱落 3 脐部有渗出 4 其他____	□
转诊建议 1 无 2 有　　原因：_____ 机构及科室：_____		□
指导 1 喂养指导 2 发育指导 3 防病指导 4 预防伤害指导 5 口腔保健指导		□/□/□/□/□
本次访视日期	年　　月　　日	下次随访地点
下次随访日期	年　　月　　日	随访医生签名

表2.7　1～8月龄儿童健康检查记录

	月龄	满月	3月龄	6月龄	8月龄
	随访日期				
	体重/kg	___上　中　下	___上　中　下	___上　中　下	___上　中　下
	身长/cm	___上　中　下	___上　中　下	___上　中　下	___上　中　下
	头围/cm		—		
体格检查	面色	1 红润　2 黄染 3 其他	1 红润　2 黄染 3 其他	1 红润　2 其他	1 红润　2 其他
	皮肤	1 未见异常 2 异常	1 未见异常 2 异常	1 未见异常 2 异常	1 未见异常 2 异常
	前囟	1 闭合　2 未闭 __cm×__cm	1 闭合　2 未闭 __cm×__cm	1 闭合　2 未闭 __cm×__cm	1 闭合　2 未闭 __cm×__cm
	颈部包块	1 有　2 无	1 有　2 无	1 有　2 无	—
	眼睛	1 未见异常 2 异常	1 未见异常 2 异常	1 未见异常 2 异常	1 未见异常 2 异常
	耳	1 未见异常 2 异常	1 未见异常 2 异常	1 未见异常 2 异常	1 未见异常 2 异常
	听力	—	—	1 通过 2 未通过	
	口腔	1 未见异常 2 异常	1 未见异常 2 异常	出牙数__（颗）	出牙数__（颗）
	胸部	1 未见异常 2 异常	1 未见异常 2 异常	1 未见异常 2 异常	1 未见异常 2 异常

续表

体格检查	腹部	1 未见异常 2 异常	1 未见异常 2 异常	1 未见异常 2 异常	1 未见异常 2 异常
	脐部	1 未脱 2 脱落 3 脐部有渗出 4 其他	1 未见异常 2 异常	—	—
	四肢	1 未见异常 2 异常	1 未见异常 2 异常	1 未见异常 2 异常	1 未见异常 2 异常
	可疑佝偻病症状	—	1 无　2 夜惊 3 多汗　4 烦躁	1 无　2 夜惊 3 多汗　4 烦躁	1 无　2 夜惊 3 多汗　4 烦躁
	可疑佝偻病体征	—	1 无 2 颅骨软化	1 无　2 肋串珠 3 肋软骨沟 4 鸡胸 5 手足镯 6 颅骨软化 7 方颅	1 无　2 肋串珠 3 肋软骨沟 4 鸡胸 5 手足镯 6 颅骨软化 7 方颅
	肛门/ 外生殖器	1 未见异常 2 异常	1 未见异常 2 异常	1 未见异常 2 异常	1 未见异常 2 异常
	血红蛋白值	—	—	＿＿＿g/L	＿＿＿g/L
户外活动		＿＿＿小时/日	＿＿＿小时/日	＿＿＿小时/日	＿＿＿小时/日
服用维生素 D		＿＿＿IU/日	＿＿＿IU/日	＿＿＿IU/日	＿＿＿IU/日
发育评估		—	1 对很大声音没有反应 2 逗引时不发音或不会微笑 3 不注视人脸,不追视移动人或物品 4 俯卧时不会抬头	1 发音少,不会笑出声 2 不会伸手抓物 3 紧握拳松不开 4 不能扶坐	1 听到声音无应答 2 不会区分生人和熟人 3 双手间不会传递玩具 4 不会独坐
两次随访间患病情况		1 无 2 肺炎＿＿次 3 腹泻＿＿次 4 外伤＿＿次 5 其他＿＿	1 无 2 肺炎＿＿次 3 腹泻＿＿次 4 外伤＿＿次 5 其他＿＿	1 无 2 肺炎＿＿次 3 腹泻＿＿次 4 外伤＿＿次 5 其他＿＿	1 无 2 肺炎＿＿次 3 腹泻＿＿次 4 外伤＿＿次 5 其他＿＿

续表

转诊建议	1 无 2 有 原因：_____ 机构及科室：__	1 无 2 有 原因：_____ 机构及科室：__	1 无 2 有 原因：_____ 机构及科室：__	1 无 2 有 原因：_____ 机构及科室：__
指导	1 科学喂养 2 生长发育 3 疾病预防 4 预防伤害 5 口腔保健 6 其他_____	1 科学喂养 2 生长发育 3 疾病预防 4 预防伤害 5 口腔保健 6 其他_____	1 科学喂养 2 生长发育 3 疾病预防 4 预防伤害 5 口腔保健 6 其他_____	1 科学喂养 2 生长发育 3 疾病预防 4 预防伤害 5 口腔保健 6 其他_____
下次随访日期				
随访医生签名				

表2.8 12～30月龄儿童健康检查记录

月（年）龄		12月龄	18月龄	24月龄	30月龄
随访日期					
体重/kg		___上 中 下	___上 中 下	___上 中 下	___上 中 下
体格检查	面色	1 红润 2 其他	1 红润 2 其他	1 红润 2 其他	1 红润 2 其他
	皮肤	1 未见异常 2 异常	1 未见异常 2 异常	1 未见异常 2 异常	1 未见异常 2 异常
	前囟	1 闭合 2 未闭 __cm×__cm	1 闭合 2 未闭 __cm×__cm	1 闭合 2 未闭 __cm×__cm	—
	眼睛	1 未见异常 2 异常	1 未见异常 2 异常	1 未见异常 2 异常	1 未见异常 2 异常
	耳外观	1 未见异常 2 异常	1 未见异常 2 异常	1 未见异常 2 异常	1 未见异常 2 异常
	听力	1 通过 2 未通过	—	1 通过 2 未通过	—
	出牙/龋齿数（颗）	/	/	/	/
	胸部	1 未见异常 2 异常	1 未见异常 2 异常	1 未见异常 2 异常	1 未见异常 2 异常

续表

体格检查	腹部	1 未见异常 2 异常	1 未见异常 2 异常	1 未见异常 2 异常	1 未见异常 2 异常
	四肢	1 未见异常 2 异常	1 未见异常 2 异常	1 未见异常 2 异常	1 未见异常 2 异常
	步态	—	1 未见异常 2 异常	1 未见异常 2 异常	1 未见异常 2 异常
	可疑佝偻病体征	1 无 2 肋串珠 3 肋软骨沟 4 鸡胸 5 手足镯 6 "O"型腿 7 "X"型腿	1 无 2 肋串珠 3 肋软骨沟 4 鸡胸 5 手足镯 6 "O"型腿 7 "X"型腿	1 无 2 肋串珠 3 肋软骨沟 4 鸡胸 5 手足镯 6 "O"型腿 7 "X"型腿	
血红蛋白值		—	_____g/L	—	_____g/L
户外活动		_____小时/日	_____小时/日	_____小时/日	_____小时/日
服用维生素D		___IU/日	___IU/日	___IU/日	—
发育评估		1 呼唤名字无反应 2 不会模仿"再见"或"欢迎"动作 3 不会用拇食指对捏小物品 4 不会扶物站立	1 不会有意识叫"爸爸"或"妈妈" 2 不会按要求指人或物 3 与人无目光交流 4 不会独走	1 不会说3个物品的名称 2 不会按吩咐做简单事情 3 不会用勺吃饭 4 不会扶栏上楼梯/台阶	1 不会说2～3个字的短语 2 兴趣单一、刻板 3 不会示意大小便 4 不会跑
两次随访间患病情况		1 无 2 肺炎___次 3 腹泻___次 4 外伤___次 5 其他___	1 无 2 肺炎___次 3 腹泻___次 4 外伤___次 5 其他___	1 无 2 肺炎___次 3 腹泻___次 4 外伤___次 5 其他___	1 无 2 肺炎___次 3 腹泻___次 4 外伤___次 5 其他___
转诊建议		1 无 2 有 原因：_____ 机构及科室：__	1 无 2 有 原因：_____ 机构及科室：__	1 无 2 有 原因：_____ 机构及科室：__	1 无 2 有 原因：_____ 机构及科室：__

续表

指导	1 科学喂养 2 生长发育 3 疾病预防 4 预防伤害 5 口腔保健 6 其他_____	1 科学喂养 2 生长发育 3 疾病预防 4 预防伤害 5 口腔保健 6 其他_____	1 合理膳食 2 生长发育 3 疾病预防 4 预防伤害 5 口腔保健 6 其他_____	1 合理膳食 2 生长发育 3 疾病预防 4 预防伤害 5 口腔保健 6 其他_____
下次随访日期				
随访医生签名				

表2.9　3～6岁儿童健康检查记录

月龄		3岁	4岁	5岁	6岁
随访日期					
体重/kg		___上　中　下	___上　中　下	___上　中　下	___上　中　下
身高/cm		___上　中　下	___上　中　下	___上　中　下	___上　中　下
体重/身高		___上　中　下	___上　中　下	___上　中　下	___上　中　下
体格发育评价		1 正常 2 低体重 3 消瘦 4 生长迟缓 5 超重	1 正常 2 低体重 3 消瘦 4 生长迟缓 5 超重	1 正常 2 低体重 3 消瘦 4 生长迟缓 5 超重	1 正常 2 低体重 3 消瘦 4 生长迟缓 5 超重
体格检查	视力	—			
	听力	1 通过　2 未过	—		
	牙数（颗）/龋齿数	/	/	/	/
	胸部	1 未见异常 2 异常	1 未见异常 2 异常	1 未见异常 2 异常	1 未见异常 2 异常
	腹部	1 未见异常 2 异常	1 未见异常 2 异常	1 未见异常 2 异常	1 未见异常 2 异常
	血红蛋白值	_____g/L	_____g/L	_____g/L	_____g/L
	其他				

续表

发育评估	1 不会说自己的名字 2 不会玩"拿棍当马骑"等假想游戏 3 不会模仿画圆 4 不会双脚跳	1 不会说带形容词的句子 2 不能按要求等待或轮流 3 不会独立穿衣 4 不会单脚站立	1 不能简单叙说事情经过 2 不知道自己的性别 3 不会用筷子吃饭 4 不会单脚跳	1 不会表达自己的感受或想法 2 不会玩角色扮演的集体游戏 3 不会画方形 4 不会奔跑
两次随访间患病情况	1 无 2 肺炎___次 3 腹泻___次 4 外伤___次 5 其他___	1 无 2 肺炎___次 3 腹泻___次 4 外伤___次 5 其他___	1 无 2 肺炎___次 3 腹泻___次 4 外伤___次 5 其他___	1 无 2 肺炎___次 3 腹泻___次 4 外伤___次 5 其他___
转诊建议	1 无 2 有 原因：_____ 机构及科室：__	1 无 2 有 原因：_____ 机构及科室：__	1 无 2 有 原因：_____ 机构及科室：__	1 无 2 有 原因：_____ 机构及科室：__
指导	1 合理膳食 2 生长发育 3 疾病预防 4 预防伤害 5 口腔保健 6 其他_____	1 合理膳食 2 生长发育 3 疾病预防 4 预防伤害 5 口腔保健 6 其他_____	1 合理膳食 2 生长发育 3 疾病预防 4 预防伤害 5 口腔保健 6 其他_____	1 合理膳食 2 生长发育 3 疾病预防 4 预防伤害 5 口腔保健 6 其他_____
下次随访日期				
随访医生签名				

2. 妇女保健

妇女保健包括第1次产前检查服务记录（表2.10）、第2～5次产前随访服务记录（表2.11）、产后访视记录（表2.12）、产后42天健康检查记录（表2.13）。

表2.10 第1次产前检查服务记录

填表日期	___年___月___日		孕周	___周	
孕妇年龄					
丈夫姓名		丈夫年龄		丈夫电话	
孕次		产 次	阴道分娩___次 剖宫产___次		
末次月经	年 月 日 或不详	预产期	年 月 日		
既往史	1 无 2 心脏病 3 肾脏疾病 4 肝脏疾病 5 高血压 6 贫血 7 糖尿病 8 其他_____			□/□/□/□/□/□/□	
家族史	1 无 2 遗传性疾病史 3 精神疾病史 4 其他_____			□/□/□	
个人史	1 无特殊 2 吸烟 3 饮酒 4 服用药物 5 接触有毒有害物质 6 接触放射线 7 其他_____			□/□/□/□/□/□	
妇产科手术史	1 无 2 有			□	
孕产史	1 自然流产___ 2 人工流产___ 3 死胎___ 4 死产___ 5 新生儿死亡___ 6 出生缺陷儿_____				
身高	cm	体重	kg		
体质指数（BMI）	kg/m²	血压	/ mmHg		
听诊	心脏：1 未见异常 2 异常___ □		肺部：1 未见异常 2 异常___ □		
妇科检查	外阴：1 未见异常 2 异常___ □		阴道：1 未见异常 2 异常___ □		
	宫颈：1 未见异常 2 异常___ □		子宫：1 未见异常 2 异常___ □		
	附件：1 未见异常 2 异常			□	
辅助检查	血常规	血红蛋白_____g/L 白细胞计数值_____/L 血小板计数值_____/L 其他_____			
	尿常规	尿蛋白_____ 尿糖_____ 尿酮体_____ 尿潜血_____ 其他_____			
	血型	ABO			
		Rh			
	血糖	_____mmol/L			
	肝功能	血清谷丙转氨酶___U/L 血清谷草转氨酶___U/L 白蛋白_____g/L 总胆红素_____μmol/L 结合胆红素_____μmol/L			
	肾功能	血清肌酐_____μmol/L 血尿素氮_____mmol/L			
	阴道分泌物	1 未见异常 2 滴虫 3 假丝酵母菌 4 其他_____		□/□/□	
		阴道清洁度：1 Ⅰ度 2 Ⅱ度 3 Ⅲ度 4 Ⅳ度 □			

续表

辅助检查	乙型肝炎	乙型肝炎表面抗原____ 乙型肝炎表面抗体____ 乙型肝炎e抗原____ 乙型肝炎e抗体____ 乙型肝炎核心抗体____	
	梅毒血清学试验	1 阴性 2 阳性	□
	HIV抗体检测	1 阴性 2 阳性	□
	B超		
	其他		
总体评估	1 未见异常 2 异常_____		□
保健指导	1 生活方式 2 心理 3 营养 4 避免致畸因素和疾病对胚胎的不良影响 5 产前筛查宣传告知 6 其他_____		□/□/□/□/□
转诊 1 无 2 有 原因：_____ 机构及科室：_____			□
下次随访日期	____年____月____日	随访医生签名	

表2.11 第2～5次产前随访服务记录

	项目	第2次	第3次	第4次	第5次
	（随访/督促）日期				
	孕周				
	主诉				
	体重（kg）				
产科检查	宫底高度（cm）				
	腹围（cm）				
	胎位				
	胎心率（次/分）				
血压（mmHg）					

续表

血红蛋白（g/L）				
尿蛋白				
其他辅助检查				
分类	1 未见异常 □ 2 异常_____	1 未见异常 □ 2 异常_____	1 未见异常 □ 2 异常_____	1 未见异常 □ 2 异常_____
指导	1 生活方式 2 营养 3 心理 4 运动 5 其他	1 生活方式 2 营养 3 心理 4 运动 5 自我监护 6 母乳喂养 7 其他	1 生活方式 2 营养 3 心理 4 运动 5 自我监测 6 分娩准备 7 母乳喂养 8 其他	1 生活方式 2 营养 3 心理 4 运动 5 自我监测 6 分娩准备 7 母乳喂养 8 其他
转诊	1 无 2 有 □ 原因：_____ 机构及科室：__	1 无 2 有 □ 原因：_____ 机构及科室：__	1 无 2 有 □ 原因：_____ 机构及科室：__	1 无 2 有 □ 原因：_____ 机构及科室：__
下次随访日期				
随访医生签名				

表 2.12 产后访视记录

随访日期	_____年_____月_____日		
分娩日期	__年__月__日	出院日期	__年__月__日
体温（℃）			
一般健康情况			
一般心理状况			

续表

血压（mmHg）	
乳房	1 未见异常　2 异常_____　　　　　　　　　　　　　□
恶露	1 未见异常　2 异常_____　　　　　　　　　　　　　□
子宫	1 未见异常　2 异常_____　　　　　　　　　　　　　□
伤口	1 未见异常　2 异常_____　　　　　　　　　　　　　□
其他	
分类	1 未见异常　2 异常_____　　　　　　　　　　　　　□
指导	1 个人卫生 2 心理 3 营养 4 母乳喂养 5 新生儿护理与喂养 6 其他_____　　　　　　　　　　　　　　　□/□/□/□/□
转诊	1 无　2 有　　　　　　　　　　　　　　　　　　　　　　□ 原因：_____ 机构及科室：_____
下次随访日期	
随访医生签名	

表2.13　产后42天健康检查记录

随访日期	_____年_____月_____日		
分娩日期	__年__月__日	出院日期	__年__月__日
一般健康情况			
一般心理状况			
血压（mmHg）			

续表

乳房	1 未见异常 2 异常_____	□
恶露	1 未见异常 2 异常_____	□
子宫	1 未见异常 2 异常_____	□
伤口	1 未见异常 2 异常_____	□
其他		
分类	1 已恢复 2 未恢复_____	□
指导	1 心理保健 2 性保健与避孕 3 婴儿喂养 4 产妇营养 5 其他_____	□/□/□/□/□
处理	1 结案 2 转诊 原因：_____ 机构及科室：_____	□
随访医生签名		

3. 疾病管理

疾病管理包括高血压患者随访老年人生活自理能力评估（表2.14）、高血压患者随访服务记录（表2.15）、2型糖尿病患者随访服务记录（表2.16）、严重精神障碍患者个人信息（表2.17）、严重精神障碍患者随访服务记录（表2.18）、肺结核患者第一次入户随访记录（表2.19）、肺结核患者随访服务记录（表2.20）。

表2.14　高血压患者随访老年人生活自理能力评估

评估事项、 内容与评分	程度等级				判断评分
	可自理	轻度依赖	中度依赖	不能自理	
进餐：使用餐具将饭菜送入口、咀嚼、吞咽等活动	独立完成	—	需要协助，如切碎、搅拌食物等	完全需要帮助	
评分	0	0	3	5	

续表

评估事项、内容与评分	程度等级				判断评分
	可自理	轻度依赖	中度依赖	不能自理	
梳洗：梳头、洗脸、刷牙、剃须、洗澡等活动	独立完成	能独立地洗头、梳头、洗脸、刷牙、剃须等；洗澡需要协助	在协助下和适当的时间内，能完成部分梳洗活动	完全需要帮助	
评分	0	1	3	7	
穿衣：穿衣裤、袜子、鞋子等活动	独立完成	—	需要协助，在适当的时间内完成部分穿衣活动	完全需要帮助	
评分	0	0	3	5	
如厕：小便、大便等活动及自控	不需协助，可自控	偶尔失禁，但基本上能如厕或使用便具	经常失禁，在很多提示和协助下尚能如厕或使用便具	完全失禁，完全需要帮助	
评分	0	1	5	10	
活动：站立、室内行走、上下楼梯、户外活动	独立完成所有活动	借助较小的外力或辅助装置能完成站立、行走、上下楼梯等活动	借助较大的外力才能完成站立、行走活动，不能上下楼梯	卧床不起，活动完全需要帮助	
评分	0	1	5	10	
总得分					

表 2.15　高血压患者随访服务记录

	随访日期	__年__月__日	__年__月__日	__年__月__日	__年__月__日
	随访方式	1 门诊　2 家庭　3 电话　□	1 门诊　2 家庭　3 电话　□	1 门诊　2 家庭　3 电话　□	1 门诊　2 家庭　3 电话　□
症状	1 无症状 2 头痛头晕 3 恶心呕吐 4 眼花耳鸣 5 呼吸困难 6 心悸胸闷 7 鼻衄出血不止 8 四肢发麻 9 下肢水肿	□/□/□/□/ □/□/□/□/ 其他：	□/□/□/□/ □/□/□/□/ 其他：	□/□/□/□/ □/□/□/□/ 其他：	□/□/□/□/ □/□/□/□/ 其他：
体征	血压（mmHg）				
	体重（kg）	/	/	/	/
	体质指数（BMI）（kg/m²）				
	心率（次/分）				
	其他				
生活方式指导	日吸烟量（支）	/	/	/	/
	日饮酒量（两）	/	/	/	/
	运动	次/周 分钟/次 次/周 分钟　次	次/周 分钟/次 次/周 分钟　次	次/周 分钟/次 次/周 分钟　次	次/周 分钟/次 次/周 分钟　次
	摄盐情况（咸淡）	轻/中/重	轻/中/重	轻/中/重	轻/中/重
	心理调整	1 良好　2 一般　3 差　□	1 良好　2 一般　3 差　□	1 良好　2 一般　3 差　□	1 良好　2 一般　3 差　□
	遵医行为	1 良好　2 一般　3 差　□	1 良好　2 一般　3 差　□	1 良好　2 一般　3 差　□	1 良好　2 一般　3 差　□

续表

辅助检查				
服药依从性	1 规律　2 间断 3 不服药　　□	1 规律　2 间断 3 不服药　　□	1 规律　2 间断 3 不服药　　□	1 规律　2 间断 3 不服药　　□
药物不良反应	1 无　2 有 _____　□	1 无　2 有 _____　□	1 无　2 有 _____　□	1 无　2 有 _____　□
此次随访分类	1 控制满意 2 控制不满意 3 不良反应 4 并发症　　□	1 控制满意 2 控制不满意 3 不良反应 4 并发症　　□	1 控制满意 2 控制不满意 3 不良反应 4 并发症　　□	1 控制满意 2 控制不满意 3 不良反应 4 并发症　　□
用药情况	药物名称 1				
	用法用量	每日__次 每次__	每日__次 每次__	每日__次 每次__	每日__次 每次__
	药物名称 2				
	用法用量	每日__次 每次__	每日__次 每次__	每日__次 每次__	每日__次 每次__
	药物名称 3				
	用法用量	每日__次 每次__	每日__次 每次__	每日__次 每次__	每日__次 每次__
	其他药物				
	用法用量	每日__次 每次__	每日__次 每次__	每日__次 每次__	每日__次 每次__
转诊	原因				
	机构及科室				
下次随访日期				
随访医生签名				

表2.16 2型糖尿病患者随访服务记录

	随访日期				
	随访方式	1门诊 2家庭 3电话 □	1门诊 2家庭 3电话 □	1门诊 2家庭 3电话 □	1门诊 2家庭 3电话 □
症状	1 无症状 2 多饮 3 多食 4 多尿 5 视力模糊 6 感染 7 手脚麻木 8 下肢浮肿 9 体重明显下降	□/□/□/□ □/□/□/□ 其他	□/□/□/□ □/□/□/□ 其他	□/□/□/□ □/□/□/□ 其他	□/□/□/□ □/□/□/□ 其他
体征	血压（mmHg）				
	体重（kg）	/	/	/	/
	体质指数（kg/m²）	/	/	/	/
	足背动脉搏动	1 触及正常□ 2 减弱（双侧 左侧 右侧） 3 消失（双侧 左侧 右侧）	1 触及正常□ 2 减弱（双侧 左侧 右侧） 3 消失（双侧 左侧 右侧）	1 触及正常□ 2 减弱（双侧 左侧 右侧） 3 消失（双侧 左侧 右侧）	1 触及正常□ 2 减弱（双侧 左侧 右侧） 3 消失（双侧 左侧 右侧）
	其他				
生活方式指导	日吸烟量（支）	/	/	/	/
	日饮酒量（两）	/	/	/	/
	运动	次/周 分钟/次 次/周 分钟/次	次/周 分钟/次 次/周 分钟/次	次/周 分钟/次 次/周 分钟/次	次/周 分钟/次 次/周 分钟/次
	主食（克/天）	/	/	/	/
	心理调整	1 良好 2 一般 3 差 □	1 良好 2 一般 3 差 □	1 良好 2 一般 3 差 □	1 良好 2 一般 3 差 □
	遵医行为	1 良好 2 一般 3 差 □	1 良好 2 一般 3 差 □	1 良好 2 一般 3 差 □	1 良好 2 一般 3 差 □

续表

辅助检查	空腹血糖值	___mmol/L	___mmol/L	___mmol/L	___mmol/L
	其他检查	糖化血红蛋白___% 检查日期：___月___日	糖化血红蛋白___% 检查日期：___月___日	糖化血红蛋白___% 检查日期：___月___日	糖化血红蛋白___% 检查日期：___月___日
服药依从性		1 规律　2 间断 3 不服药　　□	1 规律　2 间断 3 不服药　　□	1 规律　2 间断 3 不服药　　□	1 规律　2 间断 3 不服药　　□
药物不良反应		1 无　2 有　□	1 无　2 有　□	1 无　2 有　□	1 无　2 有　□
低血糖反应		1 无　2 偶尔 3 频繁　　□	1 无　2 偶尔 3 频繁　　□	1 无　2 偶尔 3 频繁　　□	1 无　2 偶尔 3 频繁　　□
此次随访分类		1 控制满意 2 控制不满意 3 不良反应 4 并发症　　□	1 控制满意 2 控制不满意 3 不良反应 4 并发症　　□	1 控制满意 2 控制不满意 3 不良反应 4 并发症　　□	1 控制满意 2 控制不满意 3 不良反应 4 并发症　　□
用药情况	药物名称1				
	用法用量	每日__次 每次__	每日__次 每次__	每日__次 每次__	每日__次 每次__
	药物名称2				
	用法用量	每日__次 每次__	每日__次 每次__	每日__次 每次__	每日__次 每次__
	药物名称3				
	用法用量	每日__次 每次__	每日__次 每次__	每日__次 每次__	每日__次 每次__
	胰岛素	种类：___ 用法和用量：__	种类：___ 用法和用量：__	种类：___ 用法和用量：__	种类：___ 用法和用量：__
转诊	原因				
	机构及科别				
下次随访日期					
随访医生签名					

表2.17 严重精神障碍患者个人信息

监护人姓名			与患者关系	
监护人住址			监护人电话	
辖区村（居）委会联系人、电话				
户别	1 城镇 2 农村			□
就业情况	1 在岗工人 2 在岗管理者 3 农民 4 下岗或无业 5 在校学生 6 退休 7 专业技术人员 8 其他 9 不详			□
知情同意	1 同意参加管理 0 不同意参加管理 签字_____ 签字时间____年____月____日			□
初次发病时间	_____年____月____日			
既往主要症状	1 幻觉 2 交流困难 3 猜疑 4 喜怒无常 5 行为怪异 6 兴奋话多 7 伤人毁物 8 悲观厌世 9 无故外走 10 自语自笑 11 孤僻懒散 12 其他____ □/□/□/□/□/□/□/			
既往关锁情况	1 无关锁 2 关锁 3 关锁已解除			□
既往治疗情况	门诊	1 未治 2 间断门诊治疗 3 连续门诊治疗 首次抗精神病药治疗时间____年____月____日		□
	住院	曾住精神专科医院/综合医院精神专科_____次		
目前诊断情况	诊断____ 确诊医院_____ 确诊日期____年____月____日			
最近一次治疗效果	1 临床痊愈 2 好转 3 无变化 4 加重			□
危险行为	1 轻度滋事____次 2 肇事____次 3 肇祸____次 4 其他危害行为____次 5 自伤____次 6 自杀未遂____次 7 无 □/□/□/□/□/□/□			
经济状况	1 贫困，在当地贫困线标准以下 2 非贫困			□
专科医生的意见 （如果有请记录）				
填表日期	__年__月__日		医生签字	

表2.18 严重精神障碍患者随访服务记录

随访日期	_____年___月___日	
本次随访形式	1 门诊 2 家庭访视 3 电话	□
若失访，原因	1 外出打工 2 迁居他处 3 走失 4 连续三次未到访 5 其他	□
如死亡，日期和原因	死亡日期　___年___月___日	
	死亡原因　1　躯体疾病 ①传染病和寄生虫病　②肿瘤　③心脏病　④脑血管病 ⑤呼吸系统疾病　⑥消化系统疾病　⑦其他疾病　⑧不详 2 自杀 3 他杀 4 意外 5 精神疾病相关并发症 6 其他	□
危险性评估	0（0级）　1（1级）　2（2级）　3（3级）　4（4级）　5（5级）	□
目前症状	1 幻觉 2 交流困难 3 猜疑 4 喜怒无常 5 行为怪异 6 兴奋话多 7 伤人毁物 8 悲观厌世 9 无故外走 10 自语自笑 11 孤僻懒散 12 其他　　　　　　　　　　　　　　　□/□/□/□/□/□/□/□/□/□/□	
自知力	1 自知力完全 2 自知力不全 3 自知力缺失	□
睡眠情况	1 良好 2 一般 3 较差	□
饮食情况	1 良好 2 一般 3 较差	□
社会功能情况	个人生活料理　　1 良好 2 一般 3 较差	□
	家务劳动　　　　1 良好 2 一般 3 较差	□
	生产劳动及工作　1 良好 2 一般 3 较差 9 此项不适用	□
	学习能力　　　　1 良好 2 一般 3 较差	□
	社会人际交往　　1 良好 2 一般 3 较差	□
危险行为	1 轻度滋事_____次 2 肇事_____次 3 肇祸_____次 4 其他危害行为___次 5 自伤___次 6 自杀未遂___次　7 无	
两次随访期间关锁情况	1 无关锁 2 关锁 3 关锁已解除	□

续表

两次随访期间住院情况	0 未住院　1 目前正在住院　2 曾住院，现未住院 末次出院时间＿＿＿年＿＿＿月＿＿＿日			□
实验室检查	1 无　　2 有＿＿＿＿＿＿＿			□
用药依从性	1 按医嘱规律用药　2 间断用药　3 不用药　4 医嘱勿需用药			□
药物不良反应	1 无　　2 有＿＿＿＿＿＿　9 此项不适用			□
治疗效果	1 痊愈　2 好转　3 无变化　4 加重　9 此项不适用			□
是否转诊	1 否　2 是 转诊原因：＿＿＿＿＿＿＿＿＿＿＿ 转诊至机构及科室：＿＿＿＿＿			□
用药情况	药物1：	用法：每日（月）＿＿＿次	每次剂量＿＿＿mg	
	药物2：	用法：每日（月）＿＿＿次	每次剂量＿＿＿mg	
	药物3：	用法：每日（月）＿＿＿次	每次剂量＿＿＿mg	
用药指导	药物1：	用法：每日（月）＿＿＿次	每次剂量＿＿＿mg	
	药物2：	用法：每日（月）＿＿＿次	每次剂量＿＿＿mg	
	药物3：	用法：每日（月）＿＿＿次	每次剂量＿＿＿mg	
康复措施	1 生活劳动能力　2 职业训练　3 学习能力　4 社会交往　5 其他 □/□/□/□			
本次随访分类	1 不稳定　2 基本稳定　3 稳定			□
下次随访日期	＿＿＿年＿＿＿月＿＿＿日	随访医生签名		

表 2.19 肺结核患者第一次入户随访记录

随访时间	___年___月___日	
随访方式	1 门诊 2 家庭	□
患者类型	1 初治 2 复治	□
痰菌情况	1 阳性 2 阴性 3 未查痰	□
耐药情况	1 耐药 2 非耐药 3 未检测	□
症状及体征： 0 没有症状 1 咳嗽咳痰 2 低热盗汗 3 咯血或血痰 4 胸痛消瘦 5 恶心纳差 6 头痛失眠 7 视物模糊 8 皮肤瘙痒、皮疹 9 耳鸣、听力下降	其他：	□/□/□/□/□/□/□

用药	化疗方案		
	用法	1 每日 2 间歇	□
	药品剂型	1 固定剂量复合制剂 □ 2 散装药 □ 3 板式组合药 □ 4 注射剂 □	
督导人员选择		1 医生 2 家属 3 自服药 4 其他	□
家庭居住环境评估	单独的居室	1 有 2 无	□
	通风情况	1 良好 2 一般 3 差	□
生活方式评估	日吸烟量（支）	/	
	日饮酒量（两）	/	

续表

健康教育及培训	取药地点、时间	地点：_____ 时间：___年___月___日
	服药记录卡的填写	1 掌握　2 未掌握　　□
	服药方法及药品存放	1 掌握　2 未掌握　　□
	肺结核治疗疗程	1 掌握　2 未掌握　　□
	不规律服药危害	1 掌握　2 未掌握　　□
	服药后不良反应及处理	1 掌握　2 未掌握　　□
	治疗期间复诊查痰	1 掌握　2 未掌握　　□
	外出期间如何坚持服药	1 掌握　2 未掌握　　□
	生活习惯及注意事项	1 掌握　2 未掌握　　□
	密切接触者检查	1 掌握　2 未掌握　　□
下次随访时间		___年___月___日
评估医生签名		

表 2.20　肺结核患者随访服务记录

随访时间		__年__月__日	__年__月__日	__年__月__日	__年__月__日
治疗月序		第__月	第__月	第__月	第__月
督导人员		1 医生 2 家属 3 自服药 4 其他	1 医生 2 家属 3 自服药 4 其他	1 医生 2 家属 3 自服药 4 其他	1 医生 2 家属 3 自服药 4 其他
随访方式		1 门诊 2 家庭 3 电话　　□	1 门诊 2 家庭 3 电话　　□	1 门诊 2 家庭 3 电话　　□	1 门诊 2 家庭 3 电话　　□
症状及体征： 0 没有症状 1 咳嗽咳痰 2 低热盗汗 3 咯血或血痰 4 胸痛消瘦 5 恶心纳差 6 关节疼痛 7 头痛失眠 8 视物模糊 9 皮肤瘙痒、皮疹 10 耳鸣、听力下降		□/□/□/□/□/□/□ 其他：			
生活方式 指导	日吸烟量（支）	/	/	/	/
	日饮酒量（两）	/	/	/	/
用药	化疗方案				
	用法	1 每日 2 间歇　　□	1 每日 2 间歇　　□	1 每日 2 间歇　　□	1 每日 2 间歇　　□
	药品剂型	1 固定剂量复合制剂　　□ 2 散装药　　□ 3 板式组合药　　□ 4 注射剂　　□	1 固定剂量复合制剂　　□ 2 散装药　　□ 3 板式组合药　　□ 4 注射剂　　□	1 固定剂量复合制剂　　□ 2 散装药　　□ 3 板式组合药　　□ 4 注射剂　　□	1 固定剂量复合制剂　　□ 2 散装药　　□ 3 板式组合药　　□ 4 注射剂　　□
	漏服药次数	___次	___次	___次	___次

续表

药物不良反应	1无 □ 2有_____	1无 □ 2有_____	1无 □ 2有_____	1无 □ 2有_____
并发症或合并症	1无 □ 2有_____	1无 □ 2有_____	1无 □ 2有_____	1无 □ 2有_____
转诊 科别				
转诊 原因				
转诊 2周内随访，随访结果				
处理意见				
下次随访时间				
随访医生签名				
停止治疗及原因	1 出现停止治疗时间 ____年____月____日 2 停止治疗原因：完成疗程□ 死亡 □ 丢失□ 转入耐多药治疗□			
全程管理情况	应访视患者____次，实际访视____次； 患者在疗程中，应服药____次，实际服药____次，服药率____%			
	评估医生签名：_____			

4. 疾病控制

疾病控制包括预防接种记录（表2.21）、传染病报告卡（表2.22）、民居死亡医学证明书（表2.23）。

表2.21 预防接种记录

序号	内容	说明
1	疫苗名称	
2	接种属性	
3	剂次	
4	剂量	
5	接种部位名称	
6	接种类型名称	

续表

序号	内容	说明
7	接种时间	
8	联合疫苗名称	
9	免疫类型名称	
10	异常反应标志	
11	是否免费	
12	接种单位名称	
13	接种人员	

表2.22 传染病报告卡

序号	内容	说明
1	患者姓名	
2	患儿家长姓名	
3	年龄	
4	年龄单位	
5	工作单位	
6	本人电话号码	
7	本人手机号码	
8	联系人电话号码	
9	是否本市户籍	
10	病人属于	
11	现住地址－省（自治区、直辖市）	
12	现住地址－市（地区、州）	
13	年龄	
14	人群分类－其他	
15	发病日期	
16	诊断日期	
17	死亡日期	

续表

序号	内容	说明
18	病例分类1（诊断类型）	
19	病例分类2（病例分类）	
20	疾病名称类别	
21	疾病名称－法定传染病	
22	疾病名称－其他传染病	
23	疾病名称－其他传染病－其他	
24	疾病名称－其他疾病	
25	报告医生姓名	
26	填卡日期	
27	报告机构	

表2.23　居民死亡医学证明书

序号	内容	说明
1	姓名	
2	性别	
3	联系人姓名	
4	联系人电话	
5	户籍地址	
6	居住地址	
7	死亡时间	
8	实足年龄	
9	死亡医院名称	
10	死亡地点类别名称	
11	生前病史	
12	死因	

三、医疗服务信息

1. 诊疗记录

诊疗记录包括门诊病历（表2.24）、用药信息（表2.25）、临床检验信息（表2.26）、临床检查信息（表2.27）、住院病历（表2.28）、住院手术（表2.29）、出院小结（表2.30）。

表2.24 门诊病历

序号	内容	说明
1	就诊日期	
2	就诊医院	
3	就诊科室	
4	主治医生	
5	症状描述	
6	主诉	
7	诊断说明	

表2.25 用药信息

序号	内容	说明
1	药品名称	
2	用法	
3	频次	
4	用药量	
5	发药量	

表 2.26 临床检验信息

序号	内容	说明
1	检验标本	
2	报告单类别	
3	报告日期	
4	检验项目	
5	检验结果	
6	参考值	
8	送检科室	
9	检验科室	
10	参考值单位	

表 2.27 临床检查信息

序号	内容	说明
1	检查类型	
2	检查项目	
3	检查部位	
4	检查名称	
5	影像表现	
6	检查结论	
7	详情	
8	申请医生	
9	申请科室	
10	检查医生	
11	检查科室	
12	审核医生	
13	报告时间	

表 2.28　住院病历

序号	内容	说明
1	入院日期	
2	出院日期	
3	入院科室	
4	出院科室	
5	医院名称	
6	保险类别	
7	诊断	

表 2.29　住院手术

序号	内容	说明
1	手术时间	
2	手术名称	
3	手术医生	

表 2.30　出院小结

序号	内容	说明
1	住院科室	
2	床号	
3	入院时间	
4	出院时间	
5	住院天数	
6	主治医生	
7	住院医师	
8	门诊诊断	
9	入院诊断	
10	出院诊断	

续表

序号	内容	说明
11	入院时主要症状及体征	
12	出院时情况	
13	出院医嘱	

2. 健康体检

健康体检内容如表2.31所示。

表2.31　健康体检

序号	内容	说明
1	体检时间	
2	体检机构名称	
3	科室名称	
4	健康问题	
5	总检日期	
6	总检医生	
7	住院医师	
8	总检结果	
9	总检建议	
10	分组项目名称	
11	分组项目检查结果	
12	分组项目检查结果异常标志	
13	分组检查医生	

四、个人可穿戴信息

个人可穿戴信息来自居民基于移动医疗设备及穿戴式设备进行健康监测得到的体征数据，如自测血压、自测心率、自测血氧、自测血糖、自测尿酸、自测体温、身高、体重、腰臀比等。

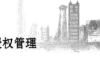

第二节　电子健康档案授权管理

依据《深圳市居民电子健康档案管理办法（试行）》第十八条"应用权限"的规定，居民接受医疗服务时，医疗卫生机构可以查阅居民电子健康档案信息。卫生健康行政部门、专业公共卫生机构和居民健康管理服务单位可以根据卫生健康管理和居民健康管理的需要，按照有关规定调阅居民电子健康档案。因此对健康档案可开放内容和可调阅机构进行授权管理。

一、开放内容授权

由管理机构确定哪些内容可以在居民电子健康档案展示（表2.32）。

表2.32　电子健康档案信息开放内容授权

序号	业务域	功能模块	是否开放访问
1	个人基本信息	居民健康档案封面	
2		个人基本信息	
3		健康档案信息卡	
4	公卫服务信息	出生医学证明	
5		新生儿家庭访视记录	
6		1~8月龄儿童健康检查记录	
7		12~30月龄儿童健康检查记录	
8		3~6岁儿童健康检查记录表	
9		第1次产前检查服务记录	
10		第2~5次产前随访服务记录	
11		产后访视记录表	
12		产后42天健康检查记录表	
13		高血压患者随访老年人生活自理能力评估	
14		高血压患者随访服务记录	
15		2型糖尿病患者随访服务记录	
16		严重精神障碍患者个人信息	

续表

序号	业务域	功能模块	是否开放访问
17	公卫服务信息	严重精神障碍患者随访服务记录	
18		肺结核患者第一次入户随访记录	
19		肺结核患者随访服务记录	
20		预防接种记录	
21		传染病报告卡	
22		居民死亡医学证明书	
23	医疗服务信息	门诊病历	
24		用药信息	
25		临床检验信息	
26		临床检查信息	
27		住院病历	
28		住院病案首页	
29		入院记录	
30		出院小结	
31		住院手术	
32		健康体检	
33	自测数据	穿戴式设备自测据	

二、调阅机构授权

由管理者确定哪些机构可以调阅健康档案，也可以按不同机构授权访问不同的业务域和功能模块（表2.33）。

第二章 内容与授权管理

表 2.33 电子健康档案信息调阅机构授权

序号	业务域	功能模块	可访问机构（由管理者定）
1	个人基本信息	居民健康档案封面	B端所有市属医院、社康服务中心；C端个人
2		个人基本信息	
3		健康档案信息卡	
4	公卫服务信息	出生医学证明	
5		新生儿家庭访视记录	
6		1～8月龄儿童健康检查记录	
7		12～30月龄儿童健康检查记录	
8		3～6岁儿童健康检查记录表	
9		第1次产前检查服务记录	
10		第2～5次产前随访服务记录	
11		产后访视记录表	
12		产后42天健康检查记录表	
13		高血压患者随访老年人生活自理能力评估	
14		高血压患者随访服务记录	
15		2型糖尿病患者随访服务记录	
16		严重精神障碍患者个人信息	
17		严重精神障碍患者随访服务记录	
18		肺结核患者第一次入户随访记录	
19		肺结核患者随访服务记录	
20		预防接种记录	
21		传染病报告卡	
22		居民死亡医学证明书	

续表

序号	业务域	功能模块	可访问机构（由管理者定）
23	医疗服务信息	门诊病历	
24		用药信息	
25		临床检验信息	
26		临床检查信息	
27		住院病历	
28		住院病案首页	
29		入院记录	
30		出院小结	
31		住院手术	
32		健康体检	
33	自测数据	穿戴式设备自测数据	

三、居民自我授权

1. 在线授权

居民可在移动端根据个人意愿决定是否授权。居民可以设置访问密码，并设置授权访问的内容。

2. 动态授权

医生在访问健康档案时，必须由居民出示动态授权口令，才能继续查看健康档案数据；动态授权口令的实现技术主要有短信验证码。

3. 时效授权

居民可以设置健康档案可开放查阅的时限范围，可以设置为一个月、半年、一年等。

4. 其他授权

对于特殊应用场景的授权，如急救场合、在病人无法正常交流的情况下，可提供特殊权限的处理方式。

第三节　电子健康档案安全设计

（1）管理端可以设定诊断结果为特殊病种的医疗服务信息不在健康档案上展示，如艾滋病、肿瘤、精神疾病等诊断结果。

（2）对B端用户在使用居民健康档案时，技术上采用了显示水印（当前使用用户）的方式防止截图拍照，管理上也要规定严禁截图、拍照等。

（3）对于未成年人（18岁以下）健康档案严禁调阅查看，如果需要开放，需通过人口库中关联直系亲属进行权限设置。

（4）65岁以上老年人健康档案的开放需要本人或家属进行授权同意。

（5）健康档案查阅管理：定期查阅登记与查阅日志、监控等。

（6）责任处室：医政医管处决定个人基本信息、医疗服务部分开放内容和可调阅机构，公共卫生和职业健康处决定公卫服务部分开放内容和可调阅机构。

第四节　电子健康档案问题反馈处理流程

根据《深圳市居民电子健康档案管理办法（试行）》第十一条"质量控制"的规定，卫生健康行政部门应当制定居民电子健康档案管理质量控制标准，对医疗卫生机构开展居民电子健康档案信息采集工作进行业务指导，定期开展数据质量评估，并组织相关部门对个人基础信息进行定期校对，形成持续改进机制，如图2.1所示。

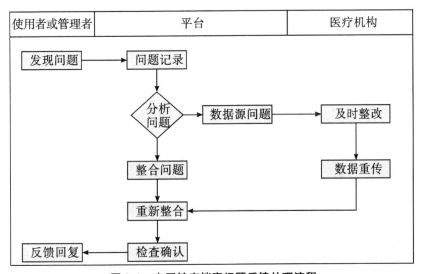

图2.1　电子健康档案问题反馈处理流程

第三章 建设标准与运用规范

利用深圳市全民健康信息平台已有的健康档案数据，实现电子健康档案的数据汇聚、整合，形成电子健康档案服务的管理、发布和监管开放应用。

基于国家相关标准和规范，结合深圳本地实际情况，在项目推进过程中进行补充和优化，最终形成具备可行性的电子健康档案建设标准和应用规范。

第一节 关键概念

健康档案与电子健康档案。健康档案是居民健康管理（疾病防治、健康保护、健康促进等）过程的规范和科学记录。它是以居民个人健康为核心、贯穿整个生命过程、涵盖各种健康相关因素、实现信息多渠道动态收集、满足居民自身需要和健康管理的信息资源（文件记录）。电子健康档案（Electronic Health Record，EHR），也称为电子健康记录，即电子化的健康档案，是关于医疗保健对象健康状况的信息资源库，该信息资源库以计算机可处理的形式存在，并且能够安全地存储和传输，各级授权用户均可访问。

第二节 电子健康档案功能设计

一、系统架构

健康档案的系统架构是以人的健康为中心，以生命阶段、健康和疾病问题、卫生服务活动（或干预措施）作为三个维度构建的逻辑架构，用于全面、有效、多视角地描述健康档案的组成结构以及复杂信息间的内在联系。通过一定的时序性、层次性和逻辑性，将人一生中面临的健康和疾病问题、针对性的卫生服务活动（或干预措施）以及所记录的相关信息有机地关联起来，并对所记录的海量信息进行科学分类和抽象描述，使之系统化、条理化和结构化。

健康档案的三维系统架构如图 3.1 所示。

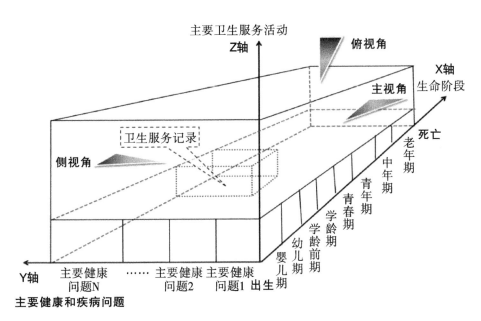

图 3.1　健康档案的三维系统模型

健康档案的三维概念模型，可以清晰地反映出不同生命阶段、主要疾病和健康问题、主要卫生服务活动三者之间的相互联系。同时，坐标轴上的三维坐标连线交叉所圈定的空间位置（域），表示了人在特定生命时期、因特定健康问题而发生的特定卫生服务活动所需记录的记录项集。由于三维空间中的每个位置都对应着某个特定的健康记录，这些记录共同构成了一个完整、立体的健康档案。

健康档案的信息内容贯穿整个生命周期，主要来源于各类卫生服务记录，主要包含基本信息、儿童保健、妇女保健、疾病管理、疾病控制、医疗服务、健康体检、健康自测等业务域，如图 3.2 所示。

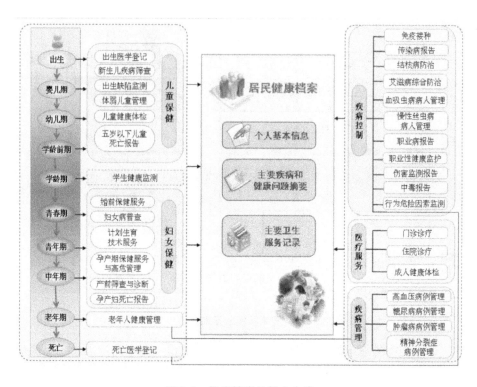

图 3.2 健康档案的基本内容

健康档案的信息关联需基于居民健康卡跨域主索引平台提供的主索引服务，通过居民健康卡跨域主索引平台实现全市乃全国区域范围内居民信息统一识别和全生命周期个人医疗健康信息跨域整合共享。如图3.3所示。

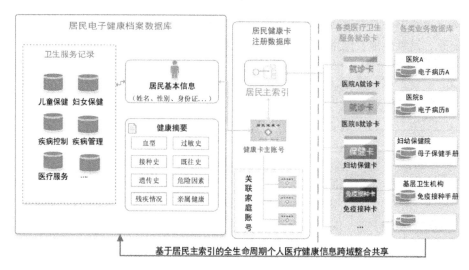

图 3.3 基于居民主索引的全生命周期个人医疗健康信息跨域整合共享

二、技术架构

电子健康档案技术架构分 5 层，自下而上是数据来源、接入服务、调阅数据库、共享服务和前端展示，如图 3.4 所示。

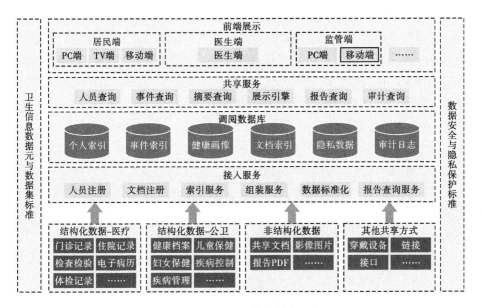

图 3.4　电子健康档案技术架构

1. 数据层

数据层描述的电子健康档案浏览器集成不同来源的数据，支持关系型数据、CDA 共享文档、图片、PDF 文档等不同类型的数据展示。

（1）关系型数据展示。以居民为中心整合不同业务数据，构建人员、事件、报告—摘要—文档三级索引，以页面调用服务接口、服务接口检索数据库，前后台分离模式展示。

（2）CDA 共享文档展示。根据文档索引调用文件服务接口，通过解析 XML 结构，将数据转译成表单进行展示。

（3）图片。根据文档索引调用文件服务接口，将图片直接嵌入页面展示。

（4）PDF 文档。根据文档索引调用文件服务接口，将 PDF 文档集成插件展示。

2. 接入服务层

接入服务层作为数据层的服务代理，可以提供数据注册以及数据查询功能。在数据层形成的索引及摘要，通过注册客户端和数据导入过程对接入层发布数据。上层服务对健康档案报告的查询也是通过接入层来完成，可以直接查询数据中心的报告数据，也可以作为第三方档案查询页面的代理端，对上层服务提供支持。

3. 调阅数据库层

调阅库数据层包括索引数据、健康摘要数据、配置元数据及安全隐私数据。健康档案调阅管理的健康档案数据，最终管理的就是索引数据，包括整合各业务来源人员信息最终形成交叉索引的 EMPI，描述健康档案概要的事件索引信息，以及居民的健康体征摘要信息，还包括健康档案调阅浏览器的配置元数据，用于对浏览器扩展性延伸的可定制化配置。

4. 共享服务层

共享服务层是医疗信息化建设关键的组成部分，它实现了医疗信息跨机构共享，存储并管理个人及家庭健康数据，包括病历、诊断、医嘱等。用于提升医疗效率，促进协同治疗。医生和患者能随时访问，便于诊断与治疗。此外，共享服务层还通过大数据分析和治疗路径优化，帮助政府和医疗机构合理配置医疗资源，提高医疗服务的均衡性和公平性。

5. 展示层

系统后台提供服务供获取健康档案信息，展示层将更加丰富，不仅支持 web 端，移动端也可以通过服务层获取信息并展示。

三、业务架构

个人健康记录（Personal Health Records，PHR）平台将数据提供方（包括平台和医疗机构）与应用提供方（利用这些数据提供服务的实体）连接，让数据拥有者（居民）自主选择所需的服务，服务过程中数据的使用情况会被提交到监管平台，接受相关部门监管。PHR 平台业务架构如图 3.5 所示。

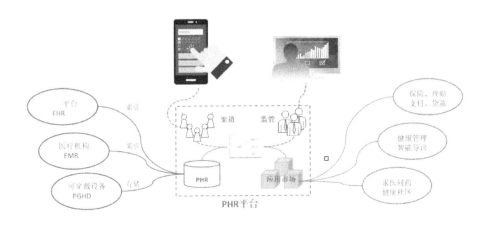

图 3.5 PHR 平台业务架构

第三节 电子健康档案功能规范

一、基本内容

1. 个人基本信息

个人基本信息包括人口学特征、社会经济学信息和基本健康信息。其中一些基本信息反映了个人固有特征，贯穿整个生命过程，内容相对稳定、客观性强。主要有：

（1）人口学特征，包括姓名、性别、出生日期、出生地、国籍、民族、身份证件、文化程度、婚姻状况等。

（2）社会经济学信息，包括户籍性质、联系地址、联系方式、职业类别、工作单位等。

（3）亲属信息，包括子女数、父母亲姓名等。

（4）社会保障信息，包括医疗保险类别、医疗保险号码、残疾证号码等。

（5）基本健康信息，包括血型、过敏史、预防接种史、既往疾病史、家族遗传病史、健康危险因素、残疾情况、亲属健康情况等。

（6）建档信息，包括建档日期、档案管理机构等。

2. 主要卫生服务信息

健康档案与卫生服务活动的记录内容密切关联。主要卫生服务记录是从居民个人一生中所发生的重要卫生事件的详细记录中动态抽取的重要信息。

按照业务领域划分，与健康档案相关的主要卫生服务记录有：

（1）儿童保健，包括出生医学证明信息、新生儿疾病筛查信息、儿童健康体检信息、体弱儿童管理信息等。

（2）妇女保健，包括婚前保健服务信息、妇女病普查信息、计划生育技术服务信息、孕产期保健服务与高危管理信息、产前筛查与诊断信息、出生缺陷监测信息等。

（3）疾病预防，包括预防接种信息、传染病报告信息、结核病防治信息、职业病信息、伤害中毒信息、行为危险因素监测信息、死亡医学证明信息等。

（4）疾病管理，包括高血压、糖尿病、肿瘤、重症精神疾病等病例管理信息，老年人健康管理信息等。

（5）医疗服务，包括门诊诊疗信息、住院诊疗信息、住院病案首页信息、成人健康体检信息等。

（6）健康体检，包括体检总检报告、体检分科（分组）报告、体检明细报告等。

（7）自测体征记录，包括自测血压信息、自测心率信息、自测血氧信息、自测血糖信息等。

二、健康档案的信息来源

1. 基本信息
（1）个人基本信息：居民健康档案封面、个人基本信息表。
2. 儿童保健
（1）出生医学登记：出生医学证明。
（2）新生儿疾病筛查：新生儿疾病筛查记录表。
（3）儿童健康体检：新生儿家庭访视记录表、0～6岁儿童健康体检记录表。
（4）体弱儿童管理：体弱儿童管理记录表。
3. 妇女保健
（1）婚前保健服务：婚前医学检查表、婚前医学检查证明。
（2）妇女病普查：妇女健康检查表。
（3）计划生育技术服务：计划生育技术服务记录表。
（4）孕产期保健与高危管理：产前检查记录表、分娩记录表、产后访视记录表、产后42天检查记录表、孕产妇高危管理记录表。

（5）产前筛查与诊断：产前筛查与诊断记录表。

（6）出生缺陷监测：医疗机构出生缺陷儿登记卡。

4．疾病管理

（1）高血压病例管理：高血压患者随访表。

（2）糖尿病病例管理：糖尿病患者随访表。

（3）肿瘤病例管理：肿瘤报告与随访表。

（4）精神分裂症病例管理：精神分裂症患者年检表、随访表。

（5）老年人健康管理：老年人健康管理随访表等。

5．疾病控制

（1）预防接种记录：个人预防接种记录表。

（2）传染病记录：传染病报告卡。

（3）结核病防治：结核病人登记管理表。

（4）职业病记录：职业病报告卡、尘肺病报告卡、职业性放射性疾病报告卡。

（5）职业性健康监护：职业健康检查表。

（6）伤害监测记录：伤害监测报告卡。

（7）中毒记录：农药中毒报告卡。

（8）行为危险因素记录：行为危险因素监测记录表。

（9）死亡医学登记：居民死亡医学证明书。

6．医疗服务

（1）门诊诊疗记录：门诊病历、门诊处方。

（2）住院诊疗记录：住院病历。

（3）住院病案记录：住院病案首页、入院记录、出院小结。

（4）成人健康体检：成人健康检查表。

7．健康体检

（1）体检总检报告：体检总检报告首页。

（2）体检分科（分组）报告：体检分科（分组）报告表。

（3）体检明细报告：体检明细报告表。

8．自测体征

（1）居民基于移动医疗设备及穿戴式设备进行健康监测得到的体征数据，包括自测血压、自测心率、自测血氧、自测血糖、自测尿酸、自测体温、身高、体重、腰臀比等。

三、功能引导

1. 个人主索引服务

患者个人健康信息的识别依托于全民健康信息平台构建的统一的患者身份识别主索引（MPI），平台提供统一的注册服务和主索引服务，实现各医疗机构间的统一患者身份注册、识别验证和更新维护，以支持全生命周期的卫生服务记录的数据关联索引。

平台提供主索引服务，基于 IHE PIX 规范将来源于不同系统的病人信息进行整合、归并为居民建立唯一的身份识别标识 MPI，居民在区域内任何卫生机构接受健康服务产生的健康数据将会与个人唯一标识进行统一关联，形成一个完整的健康档案数据集合。同时，利用 MPI PIX 及电子健康码技术，保证区域内及跨域之间的患者主索引数据的一致性、唯一性和准确性，实现跨区域的诊疗记录和健康档案调阅。

具体功能包括个人主索引注册、主索引服务、数据自动匹配关联、个人身份匹配引擎、主索引维护等。

2. 档案索引服务

档案索引服务全面记录全民健康信息平台所有关于居民的健康信息事件，包括居民何时、何地、接受过何种医疗卫生服务以及产生了哪些文档，遵循 IHE ITI XDS Registry 规范。索引服务主要记录两大类的信息，一是医疗卫生事件信息，另一为文档目录信息。

用户在被授权的情况下，可以通过档案索引服务在基本业务系统中查看某居民的健康事件信息，以及事件信息所涉及的文档目录及摘要信息。再结合健康档案数据存储服务可以实现文档信息的即时展示，使用户更多地了解居民（患者）既往的健康情况，为本次医疗服务提供相应的辅助参考作用。

索引服务提供的服务组件：

（1）单个病人索引查询服务。根据个人 ID 查找对应的事件目录和文档目录信息。

（2）索引更新服务。根据提交的健康档案数据更新索引。

（3）索引查询服务。支持多条件查询，例如时间、事件类型、文档类型等，返回批量信息。

3. 自我健康管理

健康档案浏览器提供个人信息管理功能，允许居民个人修改完善健康档案，促进健康档案的动态管理，包括个人信息完善补全、个人信息纠错修改、卫生服务记录关联错误申诉。

（1）个人信息完善补全。允许居民对个人信息的部分内容进行完善补充，包括手机号码、联系人、联系电话、居住地址、工作单位、职业等，系统记录修改日志，提供审计依据。

（2）个人信息纠错修改。居民在浏览个人健康档案时发现个人信息存在错误的地方可以进行纠错修改，系统记录修改日志，提供审计依据。

（3）卫生服务记录关联错误申诉。对于不是自己的卫生服务记录被关联到自己的健康档案里面，居民可以提出申诉，由卫生服务记录发生机构进行确认，根据确认结果对该记录进行取消关联或者驳回申诉，系统通过消息推送提醒居民申诉处理结果。

4．自测数据上传

对居民使用移动医疗设备及穿戴式设备进行健康监测得到的各类体征数据提供多种数据上传途径。

（1）手工录入。居民将使用移动医疗设备或者穿戴式设备测量得到的体征数据通过手机 App、微信公众号、移动终端等多种途径录入页面进行手工录入。

（2）自动上传。通过自测数据上传服务接口自动上传。平台提供自测数据上传接口给健康终端设备厂商对接，居民通过蓝牙或者 WIFI 绑定设备，实现自测数据自动上传。

5．健康特征标签

通过对居民健康的卫生服务记录进行综合分析，动态提取个人健康特征标签。通过个人健康特征标签能够及时、快捷地反映出居民的基本健康状况。个人健康特征标签可以从多个维度进行提取。

（1）按人群提取：婴幼儿、儿童、孕产妇、老年人等。

（2）按病种提取：高血压、糖尿病、精神病等。

（3）分专业提取。

A．孕产妇：正常、危重、地贫等。

B．高血压：临界高血压、轻度高血压、中度高血压、重度高血压等。

6．健康档案查询

居民通过互联网、自助服务等多种途径，依据居民健康卡、电子健康码等进行身份实名安全认证与有效授权，实现时间、诊断、机构、科室等多个维度对居民电子健康档案的查询。健康档案查询的具体功能包括居民查询自身的医疗就诊记录、健康体检记录、检验检查结果、公共卫生服务记录、健康消费行为记录、授权查询规则等。

（1）按生命周期查询：查询生命周期各阶段内的历次卫生服务记录。

（2）按诊断名称查询：基于全文搜索引擎提供按诊断名称的全文检索服务，查询个人自身与诊断相关的所有卫生服务记录。

（3）按机构和科室查询：支持按照机构和科室进行卫生服务记录筛选。

7. 健康档案浏览器

健康档案浏览器作为一个可实现跨平台、跨应用、跨开发商的通用电子健康档案访问工具，为医疗专家提供电子健康记录的集成化综合视图。在健康档案浏览器中可以查看居民既往就诊、药物、检查等记录，让平台采集或索引的健康档案发挥更大的效益和作用，为临床提供便捷的信息参考。

健康档案浏览器主要功能如下：

（1）整合集成以居民为核心的跨机构、跨业务条线的电子健康档案，以及电子病历数据。

（2）支持档案共享方和档案调阅方的灵活接入。

（3）管理异构且跨业务条线的健康档案信息，并为主索引提供管理。

（4）支持展示身份整合后的居民健康信息，包括诊疗、公卫各条线的数据等。

（5）支持查看居民的概要身份信息。

（6）支持查看居民健康档案的健康摘要信息。

（7）支持通过多种方式进行索引，并可支持查看诊疗或公共卫生条线的信息。

（8）需支持分级授权、分用户授权。

8. 隐私与授权管理

居民健康档案调阅隐私保护主要基于调阅的限定条件和授权规范，以确保居民个人隐私安全。

健康档案调阅隐私保护机制包括以下3个主要阶段。

（1）授权阶段：分系统级授权和用户自主授权。

（2）鉴权阶段：判断调阅人是否具有调阅特定居民健康档案的权限。

（3）审计阶段：记录调阅人的操作过程。

主要流程如图3.6所示。

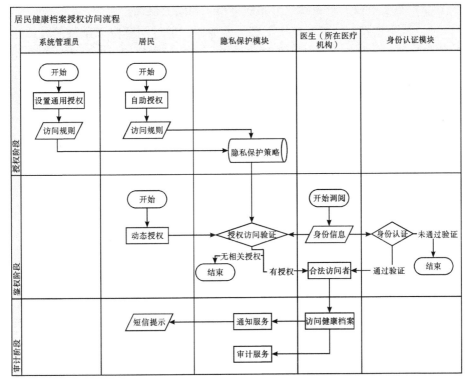

图 3.6 居民健康档案受权访问流程

（1）系统级授权是由系统管理员统一设置系统通用授权策略，存入隐私保护策略库。授权策略有两种方案，一种是全面禁止＋允许例外，另一种是全面允许＋禁止例外。设置例外的逻辑是，系统管理员按疾病诊断编码、业务分类，设置哪个医疗机构的哪个科室允许（禁止）调阅。系统级授权两种方案的对比如表 3.1 所示。

表 3.1 系统级授权策略优缺点比较

方案	全面禁止＋添加允许例外	全面允许＋添加禁止例外
说明	系统默认所有访问均被禁止，系统管理员增加允许例外，系统仅允许符合例外条件的访问者调阅	系统默认所有访问均被允许，系统管理员增加禁止例外，系统将禁止符合例外条件的访问者调阅
优点	绝对安全	被禁止的情况一般可枚举，维护量小；相对安全
缺点	允许访问的情况远远多于被禁止的情况，维护烦琐	只有被枚举的禁止例外可控

（2）自主授权：自主授权分为线下模式和线上模式。

A. 线下模式：一般指在线下签约业务中，通过同意协议条款的方式达到授权目的，此种模式可作为系统级授权的基础数据使用。即健康档案调阅的人员对象限定为签约对象范围。

B. 线上模式：居民可以通过诸如移动 App 等客户端，自主授权个人健康档案的访问限制，自主授权的权限优先级将大于系统级授权。授权策略同样包括两种方案，一种是禁止所有人调阅＋添加允许例外，另一种是允许所有人调阅＋添加禁止例外。设置例外的逻辑同系统级授权，颗粒度到科室级别。

（3）动态授权：医生在访问健康档案时，必须由居民出示动态授权口令，才能继续查看健康档案数据；口令仅在数分钟内 1 次有效。此项目中推荐以第一类用途使用。动态授权口令的实现技术主要有短信验证码。

（4）身份认证：调阅者身份认证是健康档案调阅隐私保护的基础，只有对调阅者的身份核实无误后，才能实现对调阅者访问健康档案的权限控制以及审计记录。身份认证的技术实现方式主要是 CA 认证。

（5）授权验证：调阅者在通过身份认证之后，向健康档案调阅浏览器发起调阅申请，隐私保护模块负责对调阅者的访问授权做验证。

（6）调阅告知服务：经过上述一系列的授权及验证机制，调阅者有权访问居民的健康档案信息后，隐私保护模块仍然通过短信通知的方式告知居民，其本人的健康档案数据在某个时间点被某调阅者查看。

（7）审计服务：审计服务是健康档案调阅浏览器自身具备的事中事后监控机制，审计服务将详细记录时间、地点、调阅者信息、被调阅居民信息、被查看档案项目等信息。

（8）黑白名单服务：健康档案浏览器提供黑白名单服务，可供居民和监管端使用。居民可以通过查看自己健康档案的调阅记录，来设置将调阅者加入黑名单或者白名单，被加入黑名单的调阅者将禁止调阅该居民的健康档案，被加入白名单的调阅者可以在不需要居民授权的情况下进行档案调阅，但是会有调阅日志记录及调阅告知提醒。监管端可以通过对审计日志进行分析，将调阅者加入黑名单或者白名单，也可以对单份档案进行黑白名单管理。

9. 日志管理

日志管理是健康档案调阅浏览器具备的事中事后监控机制，系统记录档案调阅日志、授权日志。

调阅日志：详细记录居民档案被调阅记录，包括时间、地点、调阅者、被调阅者、查看内容等，可供居民自己查看及监管审计。

授权日志：详细记录档案授权记录，包括时间、地址、授权方式、授权人、被授权人、授权时长、授权内容等，可供居民自己查看及监管审计，居民可以动态调整授权内容、取消授权或延长授权时长。

四、交互规范

1. 健康档案共享调阅方案

PC端接入方案：

（1）服务地址。

A. 卫生专网：https://10.130.20.111:8186（推荐使用）。

B. 超算托管区：https://172.16.15.101:18186。

C. 超算专网区：https://10.80.7.158:18186（推荐使用）。

D. 社康网：https://200.10.2.111:18186。

（2）数据加密。

数据传输过程采用国产SM4加密，加密后数据内容是通过SM4的ECB模式（加密前数据内容，密匙）生成的，密钥由全民健康信息平台提供，偏移量为空字符。

（3）服务路径：/ehrview – web/smsignIn.html。

（4）请求方式：GET。

（5）参数说明（表3.2）。

表3.2　健康档案参数说明

参数	含义	值域说明	必填	是否加密
dregtyp	业务域	使用证件或卡调用时传递对应的业务域编码 默认值PID	是	否
zjhm	证件号码	目前仅支持居民身份证	否	是
zjlx	证件类型	01 = 居民身份证	否	否
hzxm	患者姓名	人员唯一是通过证件号码 + 姓名来确定的	否	是
kh	卡号	就诊卡号	否	是
ktype	卡类型	就诊卡类型： 0：社保卡； 1：医保卡； 2：全市统一自费就诊卡； 3：医院自费卡； 4：区内统一自费就诊卡； 5：新农合卡； 6：居民健康卡；	否	否

续表

参数	含义	值域说明	必填	是否加密
fkdq	发卡地	使用证件或卡调用时传递对应的发卡地，默认值457	是	否
yljgdm	调阅机构	发起调阅者所属的医疗机构代码	是	否
jzksbm	调阅科室	发起调阅者调阅时的科室代码	是	否
agentid	调阅医生	调阅途径为医生工作站、智能提示、公共卫生系统时填发起调阅者医生工号；调阅途径为移动端时填移动客户端账号	是	否
clientcode	客户端编码	平台调阅系统提供，固定值	是	是
accesskey	授权码	平台调阅系统提供，固定值	是	是

（6）响应说明。

图3.7是当前调阅者健康档案浏览器界面。

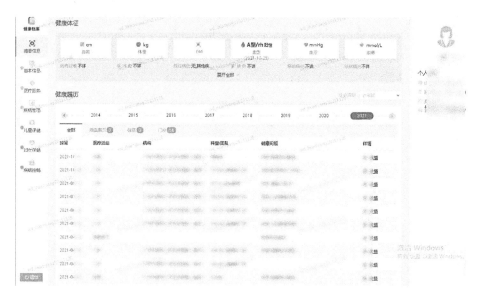

图3.7 健康档案浏览器界面

第四节　电子健康档案应用规范

一、电子健康档案展示

1. 多模式展示

个人健康档案贯穿居民全生命周期，平台可提供多维度、多模式的健康档案展示方式，以满足不同应用场景的需求。

（1）按时间轴：按时间先后顺序将健康档案进行展示，此模式一般需要配合其他筛选条件。

（2）按档案类型：个人健康档案已按行业规范分类，展示时可分类展示，如仅查看检验、检查报告或仅查看体检报告等。

（3）按档案性质：平台自动将健康档案标记为门诊、住院、体检、计免、妇幼保健等特定性质，也支持自定义性质，在健康档案展示时，可以仅展示其中一个或几个性质的健康档案。

（4）按档案来源地：按健康档案最初产生机构筛选，如仅查阅某三级医院产生的医疗服务记录和内容。

2. 自定义

查阅者可对个人健康档案指定多个条件、交叉筛选出符合条件的健康档案，并以指定方式呈现。

二、应用流程

1. 主流程

区域医疗信息平台负责从各机构的生产系统采集原始数据、在经过清洗、整合后形成电子健康档案的基本构件，供 PHR 平台使用，如图 3.8 所示。

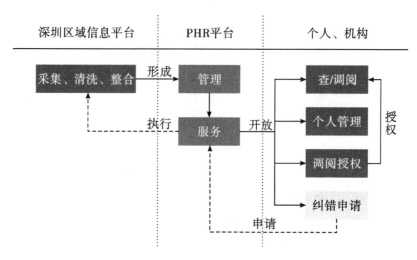

图 3.8 应用主流程

PHR 平台收到个人的纠错申请后，将转发平台维护厂商，由其负责内容处理和电子健康档案主索引的重构（可能需要线下工作以及各服务机构的协同）。

在平台到应用端实现个人健康档案的管理、开放、交互、查阅、授权调阅以及纠错申请等。

2. 子流程

本节描述了较为常用的应用流程，包括 B 端调阅、他人 C 端调阅、纠错申诉的流程。

（1）B 端调阅（图 3.9）。

应用场景（例）：

1.就医看病：就医前先对该医院授权，医护人员在桌面端即可查阅PHR；
2.健康扶贫：扶贫对象对救助部门授权，该部门工作人员即可查阅PHR；
3.商保理赔：投保人对商保机构授权，该机构工作人员即可查询PHR；
4.对机构人员查阅通道：限桌面端。

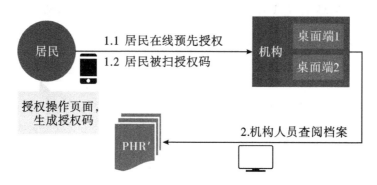

图 3.9 对机构授权调阅流程

（2）授权他人调阅（图3.10，图3.11）。

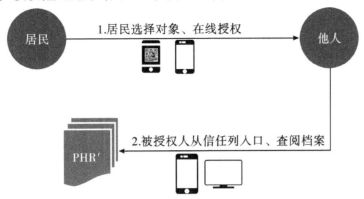

图3.10　对平台注册用户授权（在线主动预授权）调阅流程

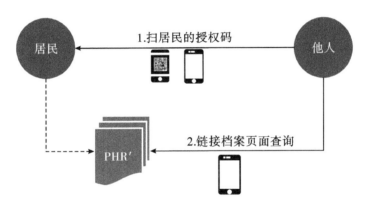

图3.11　对平台注册用户授权（线下波动即时授权）调阅流程

（3）纠错申诉（图3.12）。

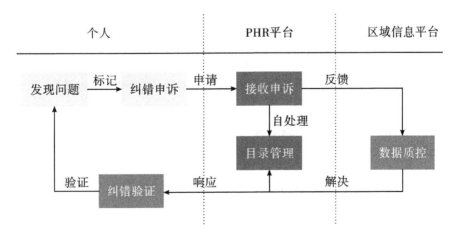

图3.12　健康档案纠错流程

三、应用场景

（一）C 端

1. 自阅

居民需要在移动端进行实名注册和实名认证，登录（含自动登录）后，方可在移动端查阅本人的健康档案。居民可以根据个人习惯或实际需要，以不同的方式查阅健康档案，可以在查阅的过程中，基于"段"进行段标记，以便管理和授权。

2. 管理

居民可以在移动端实现对个人健康档案的综合管理，包括展示方式、段标注、纠错和授权他人查阅，详见"开放与交互"部分。

3. 他阅

（1）推送模式。

被授权人可以在移动端收到授权人分享、推送过来的信息，打开即可查阅经本人授权开放的健康档案，被授权人可以在授权时限内无限制地查阅，过期后则该推送（分享）失效。

（2）查找模式。

被授权人需要在移动端先定位（检索）到授权人，随后可利用"查阅TA 的健康"功能即可查阅被授权的健康档案，在授权时限内或授权次数范围内无限制查阅，过期或超过授权次数则不能查阅。若授权人中途撤销授权或更改授权规则，按最新的规则执行。

（二）B 端

1. 医疗机构和公卫服务机构使用场景

（1）门诊。

A. 即时查询模式（编号1001）。门诊医师需要查看患者的个人健康档案时，患者可以在本人的手机移动端进行"健康档案即时查询授权"操作（选择或指定一系列的条件），最终生成一个授权二维码，门诊医师使用扫码枪扫描该二维码，即可跳转到个人健康档案查阅页面，医师可在该页面看到该患者授权查阅的档案。过了授权时限，则授权失效，医生不能再次查询健康档案。

B. 预授权模式（编号1002）。患者就医前在本人移动端进行预授权操作，指定某位医生可查阅哪些健康档案，当就医期间，门诊医师需要查看其个人健康档案时，就可以直接查阅该患者的健康档案。

C. 便捷授权模式（编号1003）。患者用手机移动端直接扫描医生桌面的固定授权专用二维码（该二维码包含个人电子健康卡身份信息和固定的查阅档案授权请求信息），则本人手机端会立即跳出查阅本人健康档案的申请信息，患者只需要点击同意或拒绝，一旦同意，医生则可以在需要的时候直接调阅患者的健康档案。

授权专用二维码信息包含医生基于电子健康卡的身份信息，以及请求授权查阅最近一年的就医信息（主要包含居民健康档案信息、门诊和住院就医记录），授权时限一般是当天。

（2）住院。

患者入院后，采用预授权模式（编号1002）进行授权，但授权对象需要限制为指定医院（科室）或指定的责任医生，授权内容可以更广泛，授权时限可以根据住院预期时间而设定得更长。

（3）体检。

居民体检期间，采用预授权模式（编号1002）进行授权，授权对象需要限制为指定医院体检科或体检单位，授权内容可以根据个人实际情况设定（如居民健康档案的健康信息部分、可能有长期影响的门诊、住院就医记录等），授权时限一般为体检单位出报告的时长。

（4）特殊人群保健服务。

居民采用预授权模式（编号1002）进行授权或在首次进行保健服务时扫码授权，授权对象需要限制为保健服务团队（如家庭医生团队），授权时限基本为当次服务周期（一般为一年），授权内容一般为除隐私信息外的全部。

2. 商业应用场景

（1）商险投保。

居民需要预先在平台设定是否允许平台受理商险机构的健康档案调阅申请，并可以预设是否授权平台向上线机构开放本人的健康档案。

特定条件下，商业保险机构需要查阅投保人一段时期内完整的居民健康档案，其向平台发起请求，平台根据投保人时限的设定给与商险机构对应的回复。最终呈现三种情况：

A. 拒绝开放时。平台回复商险机构不存在投保人的健康档案。

B. 预授权开放时。商险机构科直接从平台获取投保人的健康档案（居民授权范围内）。

C. 接收申请但需要再次授权时。平台通知投保居民，经居民再次授权确认方可将档案开放给商险机构，否则平台无法开放健康档案给商险机构。

（2）保险理赔。

特定条件下（如投保人痊愈出院后），商业保险机构向平台申请获取当次住院对应的理赔资料。随后，投保人收到授权申请，若同意，商险机构可以直接从平台获取资料完成理赔，否则，由投保人自行线下处理。

（3）精准医疗服务。

居民在执行精准医疗服务时，可采取预授权模式在移动端给对应的服务机构进行授权，允许该机构从平台获取个人健康档案，应用场景类似住院。也可以在与服务机构沟通后，根据服务机构的要求，选定合适的健康档案内容，扫码授权或直接授权给服务机构。

四、开放与交互

1. 自我管理

个人健康档案开放应用后，为保证健康档案的绝对正确性、良好的可阅览性以及整个应用链的安全性，需要居民本人参与管理。健康档案的自我管理基本规范为：

（1）本人有权对自己的健康档案进行管理。

（2）基于档案的基本单元进行管理。

（3）管理方式涵盖制定特定的档案体系及段落划分。用户可以自主组织档案的结构和展示形式，同时被赋予自行上传资料的权限，以便丰富和完善个人健康档案的内容。

（4）不允许居民自行删除或修改非本人上传的健康档案。

（5）对于有问题和疑问的档案，可以申请纠错。

（6）可以自行新增（上传）健康档案，对这些健康档案可以进行修改、删除等操作。

2. 错误校正

由于各机构信息化程度、区域数据中心建设水平和主索引体系等因素的差异，个人健康档案不可避免会存在一些偏差甚至错误，在开放应用过程中，这些偏差和错误会被发现，进而需要进行校正。健康档案的纠错基本规则为：

（1）本人可以对所查阅的档案内容认定为有偏差（或错误）。

（2）本人可以对有偏差或错误的档案进行标记和纠错申报，纠错申报包括申报和处理意见，平台必须有专人服务，限时响应并解决（回复）纠错申报。

（3）纠错申报支持在线申报和线下申报。

（4）申报人可以验证纠错申报是否改正或处理，并在线对该申报进行评价。

3. 授权查阅

健康档案所有者可以通过授权的方式让他人、团队或机构工作人员查阅自己的健康档案，其授权行为的基本规范为：

（1）谁可以查阅我的健康档案。

（2）可以查阅哪些档案。

（3）可以看多久或多少次。

（4）能支持面对面扫码方式和远程方式实现。

（5）能支持在移动端和桌面端实现。

（6）支持对个人、团队和机构（到部门）的查询授权。

（7）能支持主动分享和被动查找方式实现授权查阅。

（8）授权行为和授权查阅行为有记录、可追溯。

五、应用载体和渠道

1. 应用载体

个人健康档案的开放应用载体应覆盖以下三大类：

（1）移动端，支持在 App、微信公众号、支付宝生活号、小程序内执行和调阅。

（2）桌面 Web，供桌面业务系统或各类平台门户调阅。

（3）接口，以 SDK 或 H5 方式输出的页面服务。

2. 渠道管理

个人健康档案应开放给：

（1）政府门户，指居民能从各级、各类政府部门（如卫生健康局、医疗保障局、民政部门等）的对应便民门户网站上查询本人的健康档案。

（2）医疗机构，指各类医疗、公卫、健康服务机构，包括公立机构和营利性机构，接入其对应的业务系统，如 HIS、LIS、PACS、体检等系统。

（3）商业渠道，指商业保险、商业养老以及其他需要查阅个人健康档案的各类服务机构，如专业慢病服务中心、康复中心等，此类一般以第三方页面跳转的方式接入，也可支持 API 服务接入。

第五节　电子健康档案数据集标准

一、城乡居民健康档案基本数据集

1. 个人基本信息（表3.3）

表3.3　个人基本信息

数据元名称	定义	数据元值的数据类型	表示格式	数据元允许值
城乡居民健康档案编号	城乡居民个人健康档案的编号	S1	N17	
本人姓名	本人在公安管理部门正式登记注册的姓氏和名称	S1	A..50	
性别代码	本人生理性别的代码	S3	N1	GB/T 2261.1—2003
出生日期	本人出生当日的公元纪年日期	D	D8	
身份证件类别代码	本人身份证件的类别代码	S3	N2	WS/T 364.3—2023（《卫生信息数据元值域代码第3部分：人口学及社会经济学特征》）CV02.01.101身份证件类别代码表
身份证件号码	身份证件上唯一的法定标识符	S1	AN..18	
工作单位名称	本人工作单位的组织机构名称	S1	AN..70	
本人电话号码	本人的电话号码，包括国际、国内区号和分机号	S1	AN..20	
联系人姓名	联系人在公安管理部门正式登记注册的姓氏和名称	S1	A..50	

续表

数据元名称	定义	数据元值的数据类型	表示格式	数据元允许值
联系人电话号码	联系人的电话号码,包括国际、国内区号和分机号	S1	AN..20	
常住地址户籍标志	标识本人的常住地址是否为户籍所在地	L	T/F	
民族	本人所属民族的类别代码	S3	N2	GB/T 3304—1991
ABO血型代码	按照ABO血型系统决定的本人血型类别代码	S3	N1	WS/T 364.9—2003（《卫生信息数据元值域代码第9部分：实验室检查》）CV04.50.005 ABO血型代码表
Rh血型代码	按照Rh血型系统决定的本人血型类别代码	S2	N1	1. Rh阴性 2. Rh阳性 3. 不详
学历代码	本人受教育最高程度的类别代码	S3	N2	GB/T 4658—2006
职业类别	代码本人当前职业类别的代码	S3	AN..3	GB/T 6565—2015
婚姻状况代码	本人当前婚姻状况代码	S3	N2	GB/T 2261.2—2003
药物过敏源	诱发本人过敏性疾病的药物代码	S3	N..3	WS/T 364.10—2023（《卫生信息数据元值域代码第10部分：医学诊断》）CV05.01.038 过敏源代码表
既往患病种类代码	本人既往所患疾病种类的代码	S3	N2	WS/T 364.4—2023（《卫生信息数据元值域代码第4部分：健康史》）CV02.10.005 既往常见疾病种类代码表
家族性疾病名称代码	本人近亲中患有的家族性疾病名称的代码	S3	N2	WS/T 364.4—2023（《卫生信息数据元值域代码第4部分：健康史》）CV02.10.005 既往常见疾病种类代码表

续表

数据元名称	定义	数据元值的数据类型	表示格式	数据元允许值
遗传性疾病史	三代以内有血缘关系的家族成员中所患遗传疾病史的描述	S1	AN..100	
残疾情况代码	人残疾种类的代码	S3	N2	WS/T 364.11—2023（《卫生信息数据元值域代码第11部分：医学评估》）CV05.10.001 残疾情况代码表

2. 健康体检信息（表3.4）

表3.4 健康体检信息

数据元名称	定义	数据元值的数据类型	表示格式	数据元允许值
城乡居民健康档案编号	城乡居民个人健康档案的编号	S1	N17	
健康体检表编号	按照某一特定编码规则规定的健康体检表顺序号	S1	AN..20	
本人姓名	本人在公安管理部门正式登记注册的姓氏和名称	S1	A..50	
责任医师姓名	责任医师在公安管理部门正式登记注册的姓氏和名称	S1	A..50	
检查（测）日期	受检者某项检查（测）当日的公元纪年日期	D	D8	
症状代码	受检者的症状在特定编码体系中的代码	S3	AN..5	ICD–10编码

续表

数据元名称	定义	数据元值的数据类型	表示格式	数据元允许值
症状名称	受检者出现的临床主要症状的名称	S1	AN..50	
体温（℃）	体温的测量值，计量单位为℃	N	N4,1	
脉率（次/分）	单位时间内脉搏次数的测量值，计量单位为次/分	N	N2..3	
呼吸频率（次/分）	单位时间内呼吸的次数，计量单位为次/分	N	N..3	
左侧收缩压（mmHg）	左侧上臂收缩压的测量值，计量单位为mmHg	N	N2..3	
左侧舒张压（mmHg）	左侧上臂舒张压的测量值，计量单位为mmHg	N	N2..3	
右侧收缩压（mmHg）	右侧上臂收缩压的测量值，计量单位为mmHg	N	N2..3	
右侧舒张压（mmHg）	右侧上臂舒张压的测量值，计量单位为mmHg	N	N2..3	
身高（cm）	身高的测量值，计量单位为cm	N	N4..5,1	
体重（kg）	体重的测量值，计量单位为kg	N	N3..5,1	
腰围（cm）	腰围测量值，计量单位为cm	N	N4..5,1	
体质指数	根据体重（kg）除以身高平方（m^2）计算出的指数	N	N5,2	

续表

数据元名称	定义	数据元值的数据类型	表示格式	数据元允许值
老年人健康状态自我评估代码	老年人对自己的健康状态进行自我评价的代码	S3	N1	WS/T 364.6—2023（《卫生信息数据元值域代码第6部分：主诉与症状》）CV04.01.013 老年人健康状态自我评估代码表
老年人生活自理能力自我评估代码	老年人根据《老年人生活自理能力评估表》，对生活自理能力进行自我评估的代码	S3	N1	WS/T 364.6—2023 卫生信息数据元值域代码第6部分：主诉与症状 CV04.01.014 老年人生活自理能力自我评估代码表
老年人认知功能粗筛结果代码	老年人认知状态粗筛结果的分类代码	S2	N1	1. 粗筛阴性 2. 粗筛阳性
老年人认知功能评分	老年人《简易智力状态检查量表》的最终评判分值	N	N..3	
老年人情感状态粗筛结果代码	老年人情感状态粗筛结果的分类代码	S2	N1	1. 粗筛阴性 2. 粗筛阳性
老年人抑郁评分	老年人《老年抑郁量表》的最终评判分值	N	N..2	
左眼裸眼远视力值	不借助任何矫正工具，所测得的左眼最佳远视力值	N	N3,1	
右眼裸眼远视力值	不借助任何矫正工具，所测得的右眼最佳远视力值	N	N3,1	
左眼矫正远视力值	借助矫正工具，所测得的左眼最佳远视力值	N	N3,1	

续表

数据元名称	定义	数据元值的数据类型	表示格式	数据元允许值
右眼矫正远视力值	借助矫正工具，所测得的右眼最佳远视力值	N	N3,1	
听力检测结果代码	受检者听力检测结果的代码	S2	N1	1. 听见 2. 听不清或无法听见
心率（次/分）	心脏搏动频率的测量值，计量单位为次/分	N	N2..3	
心律类别代码	心脏检查心律类别的代码	S2	N1	1. 心律齐 2. 心律不齐 3. 心律绝对不齐
尿糖定性检测结果代码	尿糖定性检测结果代码	S3	N1	WS/T 364.9—2023（《卫生信息数据元值域代码第9部分：实验室检查》）CV04.50.015 尿实验室定性检测结果代码表
尿糖定量检测（mmol/L）	受检者尿糖定量检测的结果，计量单位为mmol/L	N	N..4,1	
疫苗名称代码	疫苗名称的代码	S3	N2	WS/T 364.16—2023（《卫生信息数据元值域代码第16部分：药品、设备与材料》）CV08.50.001 疫苗名称代码表
疫苗批号	接种疫苗的批号	S1	AN..30	
疫苗接种日期	疫苗接种当天的公元纪年日期	D	D8	
疫苗接种单位名称	疫苗接种实施单位的组织机构名称	S1	AN..70	
健康评价异常标志	标识受检者体检中是否存在异常情况	L	T/F	
健康评价异常描述	受检者体检中存在的异常情况的具体描述	S1	AN..100	

3. 门诊记录（表3.5）

表3.5 门诊记录

数据元名称	定义	数据元值的数据类型	表示格式	数据元允许值
居民健康档案编号	城乡居民个人健康档案的编号	S1	N17	
门诊记录表编号	按照某一特定编码规则赋予接诊记录表的顺序号	S1	AN..20	
本人姓名	就诊者在公安管理部门正式登记注册的姓氏和名称	S1	A..50	
性别代码	就诊者生理性别的代码	S3	N1	GB/T 2261.1—2003
出生日期	就诊者出生当日的公元纪年日期	D	D8	
身份证件类别代码	就诊者身份证件的类别代码	S3	N2	WS/T 364.3—2023（《卫生信息数据元值域代码第3部分：人口学及社会经济学特征》）CV02.01.101 身份证件类别代码表
身份证件号码	身份证件上唯一的法定标识符	S1	AN..18	
就诊机构名称	就诊者就诊的医疗卫生机构的名称	S1	AN..70	
就诊科室名称	就诊者此次就诊医院的科室名称	S1	AN..50	
就诊日期时间	就诊者就诊当日的公元纪年日期和时间的完整描述	DT	DT15	
症状名称	就诊者临床主要症状的名称	S1	AN..50	

续表

数据元名称	定义	数据元值的数据类型	表示格式	数据元允许值
发病日期时间	疾病发病症状的首次出现的公元纪年日期和时间的完整描述	DT	DT15	
检查/检验类别	受检者检查/检验项目所属的类别	S1	AN..100	
检查/检验项目名称	受检者检查/检验项目的正式名称	S1	AN..80	
检查/检验项目代码	受检者检查/检验项目在特定编码体系中的代码,如 LOINC 的代码值	S1	AN..20	
门诊诊断名称	就诊者的疾病诊断在特定分类代码体系中的名称,默认值为《国际疾病与健康相关问题分类代码 ICD-10》的疾病名称	S1	AN..50	
门诊诊断代码	就诊者的疾病诊断在特定分类代码体系中的分类代码,默认值为《国际疾病与健康相关问题分类代码 ICD-10》的分类代码	S3	AN..5	ICD-10
诊断日期	对就诊者所患疾病做出诊断时的公元纪年日期	D	D8	
药物类型	药物所属类型的描述	S1	AN..100	
药物名称	药物通用名称	S1	AN..50	

续表

数据元名称	定义	数据元值的数据类型	表示格式	数据元允许值
药物剂型代码	药物剂型类别的代码	S3	N2	WS/T 364.16—2023（《卫生信息数据元值域代码第16部分：药品、设备与材料》）CV08.50.002 药物剂型代码表
用药天数	持续用药的合计天数，计量单位为天	d	N..5	
药物使用频率单位	时间内药物使用的次数	S1	AN..20	
药物使用用剂量	单位药物剂量的计量单位	S1	AN..6	
药物使用次剂量	单次使用药物的剂量	N	N..5,2	
药物使用总剂量	服药者在一段时间内累计服用某药物的剂量总计	N	N..12,2	
药物使用途径代码	药物使用途径的代码	S3	N..3	WS/T 364.12—2023（《卫生信息数据元值域代码第12部分：计划与干预》）CV06.00.102 用药途径代码表
用药停止日期时间	住院者用药停止日的公元纪年日期和时间的完整描述	DT	DT15	
手术/操作名称	按照《国际疾病分类临床修订版ICD-9-CM》手术/操作的名称	S1	AN..80	
手术/操作代码	按照《国际疾病分类临床修订版ICD-9-CM》手术/操作的分类代码	S3	AN..5	ICD-9-CM

续表

数据元名称	定义	数据元值的数据类型	表示格式	数据元允许值
手术/操作日期时间	就诊者实施手术操作时的公元纪年日期	DT	DT15	
门诊费用分类名称	就诊者就诊所发生的费用种类	S1	A..20	
门诊费用分类代码	就诊者发生的门诊费用种类代码	S3	N2	WS/T 364.13—2023（《卫生信息数据元值域代码第13部分：卫生费用》）CV07.10.001 门诊费用分类代码表
门诊费用金额（元）	就诊者门诊就诊所发生的费用金额，计量单位为元	N	N..8,2	
医疗付款方式代码	就诊者对其所发生的医疗费用的付款方式的代码	S3	N..2	WS/T 364.13—2023（《卫生信息数据元值域代码第13部分：卫生费用》）CV07.10.003 医疗费用来源类别代码表

4. 住院信息（表3.6）

表3.6 住院信息

数据元名称	定义	数据元值的数据类型	表示格式	数据元允许值
居民健康档案编号	城乡居民个人健康档案的编号	S1	N17	
病案号	住院者在医疗机构住院或建立家庭病床的病案号	S1	AN..18	
本人姓名	住院者在公安管理部门正式登记注册的姓氏和名称	S1	A..50	

续表

数据元名称	定义	数据元值的数据类型	表示格式	数据元允许值
身份证件类别代码	住院者身份证件的类别代码	S3	N2	WS/T 364.3—2023（《卫生信息数据元值域代码第3部分：人口学及社会经济学特征》）CV02.01.101 身份证件类别代码表
身份证件号码	身份证件上唯一的法定标识符	S1	AN..18	
住院机构名称	住院者所住医疗卫生机构的名称	S1	AN..70	
住院机构代码	住院者所住医疗卫生机构的组织机构代码	S3	AN10	WS 218—2002
入院科室名称	住院者入院时所在科室的名称	S1	AN..50	
入院日期时间	住院者实际办理入院手续当日的公元纪年日期和时间的完整描述	DT	DT15	
住院原因代码	此次住院的原因，如是否卫生机构转诊、体检、分娩等，默认值为患病	S3	N1	WS/T 364.12—2023（《卫生信息数据元值域代码第12部分：计划与干预》）CV06.00.212 住院原因代码表
症状名称	住院者临床主要症状的名称	S1	AN..50	
症状代码	住院者的症状在特定编码体系中的代码，如 ICD-10, ICPC, LOINC, SNOMED 的代码值	S3	AN..5	ICD-10R 编码
发病日期时间	疾病发病症状首次出现当日的公元纪年日期和时间的完整描述	DT	DT15	

续表

数据元名称	定义	数据元值的数据类型	表示格式	数据元允许值
检查/检验类别	受检者检查/检验项目所属的类别	S1	AN..100	
检查/检验项目名称	受检者检查/检验项目的正式名称	S1	AN..80	
检查/检验定量结果	受检者检查/检验结果的测量值（定量）	N	N..10	
检查/检验计量单位	受检者定量检查/检验结果测量值的计量单位	S1	A..20	
入院诊断名称	住院者入院时的疾病诊断在特定分类代码体系中的名称，默认值为《国际疾病与健康相关问题分类代码ICD-10》的疾病名称	S1	AN..50	
会诊所在医疗卫生机构名称	发生会诊所在的医疗卫生机构的组织机构名称	S1	AN..70	
会诊日期	住院者在医疗卫生机构接受会诊时的公元纪年日期	D	D8	
会诊原因	由会诊医生填写住院者需会诊的主要情况的详细描述	S1	AN..200	
会诊意见	由会诊医生填写患者会诊时的主要处置、指导意见的详细描述	S1	AN..200	
会诊医师姓名	会诊医师在公安管理部门正式登记注册的姓氏和名称	S1	A..50	

续表

数据元名称	定义	数据元值的数据类型	表示格式	数据元允许值
责任医师姓名	责任医师在公安管理部门正式登记注册的姓氏和名称	S1	A..50	
确诊日期	对住院者所患疾病做出明确诊断当日的公元纪年日期	D	D8	
住院者传染性标志	标识住院者是否具有传染性	L	T/F	
药物类型	药物所属类型的描述	S1	AN..100	
药物名称	药物通用名称	S1	AN..50	
用药天数	持续用药的合计天数，计量单位为d	N	N..5	
药物使用频率	单位时间内药物使用的次数	S1	AN..20	
药物使用剂量单位	药物剂量的剂量单位	S1	AN..6	
药物使用次剂量	单次使用药物的剂量	N	N..5,2	
药物使用总剂量	服药者在一段时间内累计服用某药物的剂量总计	N	N..12,2	
手术/操作名称	按照《国际疾病分类临床修订版ICD-9-CM》手术/操作的名称	S1	AN..80	
手术/操作日期时间	对住院者实施手术操作时的公元纪年日期时间	DT	DT15	
麻醉方法名称	住院者实施手术/操作时所采用的麻醉方法名称	S1	A..50	

续表

数据元名称	定义	数据元值的数据类型	表示格式	数据元允许值
其他医学处置	临床医师对患者实施的除检查/检验、用药、手术/操作以外的医学处置的描述	S1	AN..200	
出院诊断名称	住院者出院时的疾病诊断在特定分类代码体系中的名称，默认值为《国际疾病与健康相关问题分类代码ICD-10》的疾病名称	S1	AN..50	
出院诊断代码	住院者出院时疾病诊断在特定分类代码体系中的代码，默认值为《国际疾病与健康相关问题分类代码ICD-10》的分类代码	S3	AN..5	ICD-10
治疗结果代码	出院时住院者每种疾病的治疗结果代码	S3	N1	WS/T 364.11—2023（《卫生信息数据元值域代码第11部分：医学评估》）CV05.10.010 病情转归代码表
出院日期	住院者实际办理出院手续当日的公元纪年日期和时间的完整描述	D	D8	
根本死因代码	导致住院者死亡的最根本疾病的诊断代码	S3	AN..5	ICD-10
死亡日期时间	住院者死亡当日的公元纪年日期和时间的完整描述	DT	DT15	

续表

数据元名称	定义	数据元值的数据类型	表示格式	数据元允许值
住院费用分类名称	住院者住院所发生的收费项目类别	S1	A..20	
住院费用金额（元）	住院者在住院期间所有项目的费用，计量单位为元	N	N..10,2	

5．新生儿访视（表3.7）

表3.7　新生儿访视

数据元名称	定义	数据元值的数据类型	表示格式	数据元允许值
城乡居民健康档案编号	城乡居民个人健康档案的编号	S1	N17	
新生儿家庭访视记录表单编号	按照某一特定编码规则赋予新生儿家庭访视记录表单的顺序号	S1	AN..20	
新生儿姓名	新生儿在公安管理部门正式登记注册的姓氏和名称	S1	A..50	
新生儿性别代码	新生儿生理性别的代码	S3	N1	GB/T 2261.1—2003
新生儿出生日期	新生儿出生当日的公元纪年日期	D	D8	
新生儿身份证件类别代码	新生儿身份证件的类别代码	S3	N2	WS/T 364.3—2023（《卫生信息数据元值域代码第3部分：人口学及社会经济学特征》）CV02.01.101 身份证件类别代码表
新生儿身份证件号码	新生儿身份证件上唯一的法定标识符	S1	AN..18	

续表

数据元名称	定义	数据元值的数据类型	表示格式	数据元允许值
父亲姓名	父亲在公安管理部门正式登记注册的姓氏和名称	S1	A..50	
父亲出生日期	父亲出生当日的公元纪年日期	D	D8	
父亲电话号码	父亲联系电话的号码，包括国际、国内区号和分机号	S1	AN..20	
父亲职业类别代码	父亲从事职业类别的代码	S3	AN..300	GB/T 6565—2009
母亲姓名	母亲在公安管理部门正式登记注册的姓氏和名称	S1	A..50	
母亲出生日期	母亲出生当日的公元纪年日期	D	D8	
母亲电话号码	母亲联系电话的号码，包括国际、国内区号和分机号	S1	AN..20	
母亲职业类别代码	母亲从事职业类别的代码	S3	AN..3	GB/T 6565—2009
现住地址-省（自治区、直辖市）	本人现住地址中的省、自治区或直辖市名称	S1	AN..70	
现住地址-市（地区、州）	本人现住地址中的市、地区或州的名称	S1	AN..70	
现住地址-县（区）	本人现住地址中的县或区名称	S1	AN..70	
现住地址-乡（镇、街道办事处）	本人现住地址中的乡、镇或城市的街道办事处名称	S1	AN..70	

续表

数据元名称	定义	数据元值的数据类型	表示格式	数据元允许值
现住地址-村（街、路、里、弄等）	本人现住地址中的村或城市的街、路、里、弄等名称	S1	AN..70	
现住地址-门牌号码	本人现住地址中的门牌号码	S1	AN..70	
出生孕周	新生儿出生时的母亲妊娠时长	S1	AN2..5	
Apgar评分值（分）	对新生儿的呼吸、心率、皮肤颜色、肌张力及对刺激的反应等五项指标的评分结果值，计量单位为分	N	N..2	
新生儿畸形标志标识	新生儿出生时是否发现畸形	L	T/F	
新生儿畸形描述	对新生儿畸形的详细描述	S1	AN..100	
出生体重（g）	新生儿出生后1h内体重的测量值，计量单位为g	N	N3..4	
出生身长（cm）	新生儿出生后1h内身长的测量值，计量单位为cm	N	N4..5,1	
体重（kg）	新生儿目前体重的测量值，计量单位为kg	N	N3..5,1	
每天吃奶次数	新生儿每天吃奶的次数	N	N..2	
每天吃奶量（mL）	新生儿每天吃奶的量，计量单位为mL	N	N3..4	
呕吐标志	标识新生儿是否有呕吐症状	L	T/F	

续表

数据元名称	定义	数据元值的数据类型	表示格式	数据元允许值
大便次数（次/天）	新生儿每天大便的次数，计量单位为次/天	N	N..2	
体温（℃）	体温的测量值，计量单位为℃	N	N4.1	
脉率（次/分）	单位时间内脉搏次数的测量值，计量单位为次/分	N	N2..3	
呼吸频率（次/分）	单位时间内呼吸的次数，计量单位为次/分	N	N..3	
新生儿面色代码	新生儿面色情况的代码	S3	N1	WS/T 364.7—2023（《卫生信息数据元值域代码第7部分：体格检查》）CV04.10.008 儿童面色代码表
黄疸部位代码	发现新生儿黄疸发生的身体部位	S3	N1	WS/T 364.7—2023（《卫生信息数据元值域代码第7部分：体格检查》）CV04.10.009 黄疸部位代码表
前囟横径（cm）	新生儿前囟横径的测量值，计量单位为cm	N	N3.1	
前囟纵径（cm）	新生儿前囟纵径的测量值，计量单位为cm	N	N3.1	
前囟张力代码	发现新生儿前囟张力大小的代码	S3	N1	WS/T 364.7—2023（《卫生信息数据元值域代码第7部分：体格检查》）CV04.10.018 前囟张力代码表
眼外观检查异常结果描述	对新生儿眼外观检查异常结果的详细描述	S1	AN..100	
耳外观检查异常结果描述	对新生儿耳外观检查异常结果的详细描述	S1	AN..100	

续表

数据元名称	定义	数据元值的数据类型	表示格式	数据元允许值
鼻检查异常结果描述	对新生儿鼻检查异常结果的详细描述	S1	AN..100	
口腔检查异常结果描述	对新生儿口腔检查异常结果的详细描述	S1	AN..100	
肺部听诊异常结果描述	肺部听诊异常结果的详细描述	S1	AN..100	
心脏听诊异常结果描述	心脏听诊异常结果的详细描述	S1	AN..100	
腹部触诊异常结果描述	对新生儿腹部触诊异常结果的详细描述	S1	AN..100	
四肢活动度异常结果描述	对新生儿四肢活动度异常结果的详细描述	S1	AN..100	
颈部包块检查结果描述	对新生儿颈部包块检查结果的详细描述	S1	AN..100	
肛门检查异常结果描述	对新生儿肛门检查异常结果的详细描述	S1	AN..100	
外生殖器检查异常结果描述	对新生儿外生殖器检查异常结果的详细描述	S1	AN..100	
脊柱检查异常结果描述	对新生儿脊柱检查异常结果的详细描述	S1	AN..100	
访视医师姓名	访视医师在公安户籍管理部门正式登记注册的姓氏和名称	S1	A..30	
本次访视日期	对新生儿进行本次医学访视当日的公元纪年日期	D	D8	

6. 儿童健康体检（表3.8）

表3.8 儿童健康体检

数据元名称	定义	数据元值的数据类型	表示格式	数据元允许值
居民健康档案编号	城乡居民个人健康档案的编号	S1	N17	
儿童健康检查记录表单编号	按照某一特定编码规则赋予儿童健康检查记录表单的顺序号	S1	AN..20	
本人姓名	本人在公安管理部门正式登记注册的姓氏和名称	S1	A..50	
身长（cm）	儿童卧位身高的测量值，计量单位为cm	N	N4..5,1	
体重（kg）	儿童体重的测量值，计量单位为kg	N	N3..5,1	
头围（cm）	儿童头围的测量值，计量单位为cm	N	N4.1	
前囟横径（cm）	婴儿前囟横径的测量值，计量单位为cm	N	N3.1	
前囟纵径（cm）	婴儿前囟纵径的测量值，计量单位为cm	N	N3.1	
左眼裸眼远视力值	不借助任何矫正工具，所测得的左眼最佳远视力值	N	N3,1	
右眼裸眼远视力值	不借助任何矫正工具，所测得的右眼最佳远视力值	N	N3.1	
左眼矫正远视力值	借助矫正工具，所测得的左眼最佳远视力值	N	N3,1	
右眼矫正远视力值	借助矫正工具，所测得的右眼最佳远视力值	N	N3,1	

续表

数据元名称	定义	数据元值的数据类型	表示格式	数据元允许值
出牙数（颗）	婴幼儿乳牙萌出的数量，计量单位为颗	N	N..2	
龋齿数（颗）	儿童龋齿的数量，计量单位为颗	N	N..2	
血红蛋白值（g/L）	受检者单位容积血液中血红蛋白的含量值，计量单位为g/L	N	N..3	
户外活动时长（h）	询问家长儿童每天在户外活动的平均时间，计量单位为h	N	N..4,1	
服用维生素D名称	儿童每日服用维生素D的名称	S1	AN..100	
服用维生素D剂量（IU/d）	儿童每日服用维生素D的剂量，计量单位为IU/d	N	N..5	
两次随访间患肺炎住院次数	两次随访之间儿童因患肺炎住院的次数	N	N..2	
两次随访间患腹泻住院次数	两次随访之间儿童因患腹泻住院的次数	N	N..2	
两次随访间因外伤住院次数	两次随访之间儿童因外伤住院的次数	N	N..2	
两次随访间患其他疾病情况	在对儿童进行两次随访之间所患其他疾病情况的描述	S1	AN..100	
转诊原因	对儿童转诊原因的简要描述	S1	AN..100	
转入医疗机构名称	儿童转诊转入的医疗卫生机构的组织机构名称	S1	AN..70	

续表

数据元名称	定义	数据元值的数据类型	表示格式	数据元允许值
转入机构科室名称	儿童转诊转入的医疗机构所属科室名称	S1	AN..50	
随访日期	对儿童进行医学随访当日的公元纪年日期	D	D8	
随访医师姓名	随访医师在公安管理部门正式登记注册的姓氏和名称	S1	AN..50	
下次随访日期	对儿童进行下次医学随访的公元纪年日期	D	D8	

7. 产前随访（表3.9）

表3.9 产前随访

数据元名称	定义	数据元值的数据类型	表示格式	数据元允许值
居民健康档案编号	城乡居民个人健康档案的编号	S1	N17	
产前随访记录表单编号	按照某一特定编码规则赋予孕妇产前随访记录表单的顺序号	S1	AN..20	
本人姓名	本人在公安管理部门正式登记注册的姓氏和名称	S1	A..50	
填写日期	填写记录表单时的公元纪年日期	D	D8	
孕周（d）	产前随访时孕妇的妊娠时长,计量单位为d	N	N2..3	
出生日期	本人出生当日的公元纪年日期	D	D8	

续表

数据元名称	定义	数据元值的数据类型	表示格式	数据元允许值
丈夫姓名	丈夫在公安管理部门正式登记注册的姓氏和名称	S1	A..50	
丈夫电话号码	丈夫联系电话的号码，包括国际、国内区号和分机号	S1	AN..20	
丈夫出生日期	丈夫出生当日的公元纪年日期	D	D8	
孕次	妊娠次数的累计值，包括异位妊娠，计量单位为次	N	N..2	
产次	育龄妇女分娩总次数，包括28周后的引产，双多胎分娩只计一次	N	N..2	
阴道分娩次数（次）	阴道分娩次数的累计值	N	N..2	
剖宫产次数（次）	剖宫产次数的累计值	N	N..2	
末次月经日期明确标志	标识孕妇对末次月经日期是否明确	L	T/F	
末次月经日期	末次月经首日的公元纪年日期	D	D8	
预产期	根据孕妇末次月经来潮第一天推算的预产期的公元纪年日期	D	D8	
既往疾病史	对本人既往健康状况和疾病的详细描述	S1	AN..100	
妇科手术史	对育龄妇女既往接受手术/操作详细情况的描述	S1	A..100	

续表

数据元名称	定义	数据元值的数据类型	表示格式	数据元允许值
妊娠合并症/并发症史	既往妊娠合并/并发其他疾病史的详细描述	S1	AN..100	
流产总次数（次）	育龄妇女人工流产和自然流产次数的累计值	N	N..2	
死产例数	育龄妇女既往分娩胎儿在分娩过程中死亡的累计例数	N	N..2	
死胎例数	育龄妇女分娩死胎的累计例数	N	N..2	
新生儿死亡例数	育龄妇女分娩的新生儿死亡的累计例数	N	N..2	
出生缺陷儿例数	育龄妇女分娩缺陷儿的累计例数	N	N..2	
身高（cm）	身高的测量值，计量单位为cm	N	N4..5,1	
体重（kg）	体重的测量值，计量单位为kg	N	N3..5,1	
体质指数	根据体重（kg）除以身高平方（m^2）计算出的指数	N	N5,3	
收缩压（mmHg）	收缩压的测量值，计量单位为mmHg	N	N2..3	
舒张压（mmHg）	舒张压的测量值，计量单位为mmHg	N	N2..3	
主诉	孕妇向医师描述的对自身本次随访的相关感受的主要记录	S1	AN..100	

续表

数据元名称	定义	数据元值的数据类型	表示格式	数据元允许值
肺部听诊异常结果描述	肺部听诊异常结果的详细描述	S1	AN..100	
心脏听诊异常结果描述	心脏听诊异常结果的详细描述	S1	AN..100	
外阴异常描述	外阴检查异常情况的详细描述	S1	AN..100	
阴道异常描述	阴道检查异常情况的详细描述	S1	AN..100	
宫颈异常描述	宫颈检查异常情况的详细描述	S1	AN..100	
宫体异常描述	宫体检查异常情况的详细描述	S1	AN..100	
附件异常描述	附件检查异常情况的详细描述	S1	AN..100	
宫底高度（cm）	耻骨联合上缘至子宫底部距离的测量值，计量单位为cm	N	N3..4,1	
腹围（cm）	腹部周长的测量值，计量单位为cm	N	N4..5,1	
胎方位代码	胎儿方位的类别代码	S3	N2	WS/T 364.10—2023（《卫生信息数据元值域代码第10部分：医学诊断》）CV05.01.007 胎方位代码表
胎心率（次/分）	单位时间内胎儿胎心搏动的次数，计量单位为次/分	N	N2..3	
血红蛋白值（g/L）	受检者单位容积血液中血红蛋白的含量值，计量单位为g/L	N	N..3	

续表

数据元名称	定义	数据元值的数据类型	表示格式	数据元允许值
白细胞计数值（G/L）	受检者单位容积血液内白细胞的数量值，计量单位为G/L	N	N..4,1	
血小板计数值（G/L）	受检者单位容积血液内血小板的数量值，计量单位为G/L	N	N2..3	
尿蛋白定量检测值（mg/24 h）	采用定量检测方法测得的24小时尿蛋白含量，计量单位为mg/24 h	N	N..5,1	
尿糖定量检测（mmol/L）	尿糖定量检测的结果，计量单位为mmol/L	N	N..4,1	
ABO血型代码	按照ABO血型系统决定的本人血型类别代码	S3	N1	WS/T 364.9—2023（《卫生信息数据元值域代码第9部分：实验室检查》）CV04.50.005 ABO血型代码表
Rh血型代码	按照Rh血型系统决定的本人血型类别代码	S2	N1	1. Rh阴性 2. Rh阳性 3. 不详
血糖检测值（mmol/L）	空腹时血液中葡萄糖定量检测结果值，计量单位为mmol/L	N	N3..4,1	
血清谷丙转氨酶值（U/L）	单位容积血清中谷丙转氨酶的含量值，计量单位为U/L	N	N..3	
血清谷草转氨酶值（U/L）	单位容积血清中谷草转氨酶的含量值，计量单位为U/L	N	N..3	

续表

数据元名称	定义	数据元值的数据类型	表示格式	数据元允许值
白蛋白浓度（g/L）	肝功能检查血清白蛋白的检测结果值，计量单位为 g/L	N	N..2	
总胆红素值（μmol/L）	单位容积血清中总胆红素的含量，计量单位为 μmol/L	N	N..4,1	
结合胆红素值（μmol/L）	结合胆红素的检测结果值，计量单位为 μmol/L	N	N..5,1	
血尿素氮检测值（mmol/L）	单位容积血清中尿素氮的含量，计量单位为 mmol/L	N	N..4,1	
血肌酐值（μmol/L）	血肌酐的检测结果值，计量单位为 μmol/L	N	N..3,1	
B 超检查结果	B 超检查结果的详细描述	S1	AN..100	
孕产妇健康评估异常结果描述	孕产妇健康评估异常结果的详细描述	S1	AN..100	
访视医师姓名	访视医师在公安户籍管理部门正式登记注册的姓氏和名称	S1	A..30	
本次访视日期	对孕产妇进行本次医学访视当日的公元纪年日期	D	D8	

8. 产后访视（表3.10）

表3.10 产后访视

数据元名称	定义	数据元值的数据类型	表示格式	数据元允许值
居民健康档案编号	城乡居民个人健康档案的编号	S1	N17	
产后访视记录表单编号	按照某一特定编码规则赋予孕产期保健服务产后访视记录表单的顺序号	S1	AN..20	
本人姓名	本人在公安管理部门正式登记注册的姓氏和名称	S1	A..50	
随访日期	对孕产妇进行医学随访当日的公元纪年日期	D	D8	
体温（℃）	体温的测量值，计量单位为℃	N	N4,1	
健康状况详细描述	产妇健康状况的详细描述	S1	AN..100	
心理状况详细描述	产妇心理状况的详细描述	S1	AN..100	
收缩压（mmHg）	收缩压的测量值，计量单位为mmHg	N	N2..3	
舒张压（mmHg）	舒张压的测量值，计量单位为mmHg	N	N2..3	
恶露状况	对产妇产后恶露检查结果的详细描述	S1	AN..100	
伤口愈合状况代码	伤口愈合状况所属类别的代码	S3	N1	WS/T 364.10—2023（《卫生信息数据元值域代码第10部分：医学诊断》）CV05.01.011 伤口愈合状况代码表
孕产妇健康评估异常标志	标识孕产妇健康评估结论是否异常	L	T/F	

续表

数据元名称	定义	数据元值的数据类型	表示格式	数据元允许值
孕产妇健康评估异常结果描述	孕产妇健康评估异常结果的详细描述	S1	AN..100	
转诊标志	标识产妇是否转诊	L	T/F	
转诊原因	对产妇转诊原因的简要描述	S1	AN..100	
转入医疗机构名称	产妇转诊转入的医疗卫生机构的组织机构名称	S1	AN..70	
转入机构科室名称	产妇转诊转入的医疗机构所属科室名称	S1	AN..50	
访视医师姓名	访视医师在公安户籍管理部门正式登记注册的姓氏和名称	S1	A..30	
下次访视日期	对产妇进行下次医学访视的公元纪年日期	D	D8	

9. 产后 42 天健康体检（表 3.11）

表 3.11 产后 42 天健康体检

数据元名称	定义	数据元值的数据类型	表示格式	数据元允许值
城乡居民健康档案编号	城乡居民个人健康档案的编号	S1	N17	
产后 42 天健康检查记录表单编号	按照某一特定编码规则赋予孕产期保健产后 42 天健康检查记录表单的顺序号	S1	AN..20	
本人姓名	本人在公安管理部门正式登记注册的姓氏和名称	S1	A..50	

续表

数据元名称	定义	数据元值的数据类型	表示格式	数据元允许值
随访日期	对孕产妇进行医学随访当日的公元纪年日期	D	D8	
健康状况详细描述	产妇健康状况的详细描述	S1	AN..100	
心理状况详细描述	产妇心理状况的详细描述	S1	N..100	
收缩压（mmHg）	收缩压的测量值，计量单位为mmHg	N	N2..3	
舒张压（mmHg）	舒张压的测量值，计量单位为mmHg	N	N2..3	
宫体异常描述	产妇宫体检查异常情况的详细描述	S1	AN..100	
恶露状况	对产妇产后恶露检查结果的详细描述	S1	AN..100	
产妇健康状况评估描述	产后42天产妇恢复情况的详细描述	S1	AN..100	
访视医师姓名	访视医师在公安户籍管理部门正式登记注册的姓氏和名称	S1	A..30	

10. 预防接种卡（表3.12）

表3.12 预防接种卡

数据元名称	定义	数据元值的数据类型	表示格式	数据元允许值
本人姓名	本人在公安管理部门正式登记注册的姓氏和名称	S1	A..50	
居民健康档案编号	城乡居民个人健康档案的编号	S1	N17	

续表

数据元名称	定义	数据元值的数据类型	表示格式	数据元允许值
预防接种卡编号	按照某一特定编码规则赋予本人预防接种卡的顺序号	S1	AN..20	
性别代码	本人生理性别的代码	S3	N1	GB/T 2261.1—2003
出生日期	本人出生当日的公元纪年日期	D	D8	
监护人姓名	监护人在公安管理部门正式登记注册的姓氏和名称	S1	A..50	
本人电话号码	本人联系电话的号码，包括国际、国内区号和分机号	S1	AN..20	
家人电话号码	家人联系电话的号码，包括国际、国内区号和分机号	S1	AN..20	
工作单位电话号码	本人工作单位联系电话的号码，包括国际、国内区号和分机号	S1	AN..20	
现住地址－省（自治区、直辖市）	本人现住地址中的省、自治区或直辖市名称	S1	AN..70	
现住地址－市（地区、州）	本人现住地址中的市、地区或州的名称	S1	AN..70	
现住地址－县（区）	本人现住地址中的县或区名称	S1	AN..70	
现住地址－乡（镇、街道办事处）	本人现住地址中的乡、镇或城市的街道办事处名称	S1	AN..70	

续表

数据元名称	定义	数据元值的数据类型	表示格式	数据元允许值
现住地址-村（街、路、里、弄等）	本人现住地址中的村或城市的街、路、里、弄等名称	S1	AN..70	
现住地址-门牌号码	本人现住地址中的门牌号码	S1	AN..100	
疫苗异常反应史	本人既往接种疫苗发生的异常反应的详细描述	S1	AN..1000	
接种禁忌	本人因患某些疾病、发生某些情况或特定的人群（儿童、老年人、孕妇及哺乳期妇女、肝肾功能不全者等）不适宜接种某疫苗时的详细描述	S1	AN..1000	
疫苗名称代码	疫苗名称的代码	S3	N4	WS/T 364.16—2023（《卫生信息数据元值域代码第16部分：药品、设备与材料》）CV08.50.001疫苗名称代码表
疫苗接种日期	疫苗接种当日的公元纪年日期	D	D8	
接种部位	疫苗接种在本人身体部位的详细描述	S1	A..100	
疫苗批号	接种疫苗的批号	S1	AN..30	
接种剂次	本人接种某种疫苗的次数	N	N..1	
建卡人姓名	建立预防接种卡人员在公安管理部门正式登记注册的姓氏和名称	S1	A..50	

续表

数据元名称	定义	数据元值的数据类型	表示格式	数据元允许值
建卡日期	建立预防接种卡的公元纪年日期	D	D8	
疫苗接种单位名称	疫苗接种实施单位的组织机构名称	S1	AN..70	

11. 传染病报告卡（表3.13）

表3.13 传染病报告卡

数据元名称	定义	数据元值的数据类型	表示格式	数据元允许值
居民健康档案编号	城乡居民个人健康档案的编号	S1	N17	
传染病报告卡编号	按照某一特定编码规则赋予本人传染病报告卡的顺序号	S1	AN..20	
报告卡类别代码	传染病报告卡类别的代码	S2	N1	1. 初次报告 2. 订正报告
本人姓名	本人在公安管理部门正式登记注册的姓氏和名称	S1	A..50	
家长姓名	家长在公安管理部门正式登记注册的姓氏和名称	S1	A..50	
身份证件类别代码	本人身份证件类别的代码	S3	N2	WS/T 364.3—2023（《卫生信息数据元值域代码第3部分：人口学及社会经济学特征》）CV02.01.101 身份证件类别代码表

续表

数据元名称	定义	数据元值的数据类型	表示格式	数据元允许值
身份证件号码	身份证件上唯一的法定标识符	S1	AN..18	
性别代码	本人生理性别的代码	S3	N1	GB/T 2261.1—2003
出生日期	本人出生当日的公元纪年日期	D	D8	
工作单位名称	本人工作单位的组织机构名称	S1	AN..70	
本人电话号码	本人联系电话的号码，包括国际、国内区号和分机号	S1	AN..20	
家人电话号码	家人联系电话的号码，包括国际、国内区号和分机号	S1	AN..20	
工作单位电话号码	本人工作单位联系电话的号码，包括国际、国内区号和分机号	S1	AN..20	
现住地址－省（自治区、直辖市）	本人现住地址中的省、自治区或直辖市名称	S1	AN..70	
现住地址－市（地区、州）	本人现住地址中的市、地区或州的名称	S1	AN..70	
现住地址－县（区）	本人现住地址中的县或区名称	S1	AN..70	
现住地址－乡（镇、街道办事处）	本人现住地址中的乡、镇或城市的街道办事处名称	S1	AN..70	
现住地址村（街、路、里、弄等）	本人现住地址中的村或城市的街、路、里、弄等名称	S1	AN..70	

续表

数据元名称	定义	数据元值的数据类型	表示格式	数据元允许值
现住地址－门牌号码	本人现住地址中的门牌号码	S1	AN..70	
户籍地址－省（自治区、直辖市）	本人户籍地址中的省、自治区或直辖市名称	S1	AN..70	
户籍地址－市（地区、州）	本人户籍地址中的市、地区或州的名称	S1	AN..70	
户籍地址－县（区）	本人户籍地址中的县或区名称	S1	AN..70	
户籍地址－乡（镇、街道办事处）	本人户籍地址中的乡、镇或城市的街道办事处名称	S1	AN..70	
户籍地址村（街、路、里、弄等）	本人户籍地址中的村或城市的街、路、里、弄等名称	S1	AN..70	
户籍地址－门牌号码	本人户籍地址中的门牌号码	S1	AN..70	
传染病患者归属代码	传染病患者现住地址与就诊医院所在地区关系的代码	S3	N1	WS/T 364.3—2003（《卫生信息数据元值域代码第3部分：人口学及社会经济学特征》）CV02.01.104 传染病患者归属代码表
传染病患者职业代码	传染病患者从事职业类别的代码	S3	AN..3	WS/T 364.3—2003（《卫生信息数据元值域代码第3部分：人口学及社会经济学特征》）CV02.01.202 传染病患者职业代码表
首次出现症状日期	本人首次出现症状的公元纪年日期	D	D8	

续表

数据元名称	定义	数据元值的数据类型	表示格式	数据元允许值
传染病发病类别代码	传染病发病急缓的类别代码	S2	N1	1. 急性 2. 慢性
诊断状态代码	疾病的诊断状态类型代码	S3	N1	WS/T 364.10—2023（《卫生信息数据元值域代码第10部分：医学诊断》）CV05.01.002 诊断状态代码表
诊断日期	对患者罹患疾病做出诊断时的公元纪年日期	D	D8	
死亡日期	本人死亡当日的公元纪年日期	D	D8	
传染病类别代码	传染病防治法规定的传染病类别的代码	S2	N1	1. 甲类 2. 乙类 3. 丙类
传染病名称代码	传染病防治法规定的传染病名称的代码	S3	N1	WS/T 364.10—2023（《卫生信息数据元值域代码第10部分：医学诊断》）CV05.01.017 传染病名称代码表
其他法定管理以及重点监测传染病名称	除法定报告的39类传染病外的法定管理以及重点监测传染病名称的详细描述	S1	A..20	
报告医师姓名	报告医师在公安管理部门正式登记注册的姓氏和名称	S1	A..50	
填报机构名称	填报机构的组织机构名称	S1	AN..70	
填报机构电话号码	填报机构联系电话的号码，包括国际、国内区号和分机号	S1	AN..20	
填报日期	填报记录表单时的公元纪年日期	D	D8	

12. 职业病报告卡（表3.14）

表3.14 职业病报告卡

数据元名称	定义	数据元值的数据类型	表示格式	数据元允许值
本人姓名	本人在公安管理部门正式登记注册的姓氏和名称	S1	A..50	
城乡居民健康档案编号	城乡居民个人健康档案的编号	S1	N17	
职业病报告卡编号	按照某一特定编码规则赋予职业病报告卡的顺序号	S1	AN..20	
性别代码	本人生理性别的代码	S3	N1	GB/T 2261.1—2003
出生日期	本人出生当日的公元纪年日期	D	D8	
身份证件类别代码	本人身份证件类别的代码	S3	N2	W/S/T 364.3—2003（《卫生信息数据元值域代码第3部分：人口学及社会经济学特征》）CV02.01.101 身份证件类别代码表
身份证件号码	身份证件上唯一的法定标识符	S1	AN..18	
行政区划代码	中华人民共和国县级及县级以上行政区划代码	S3	N6	GB/T 2260—2007
现住地址-省（自治区、直辖市）	本人现住地址中的省、自治区或直辖市名称	S1	AN..70	
现住地址-市（地区、州）	本人现住地址中的市、地区或州的名称	S1	AN..70	
现住地址-县（区）	本人现住地址中的县或区名称	S1	AN..70	

续表

数据元名称	定义	数据元值的数据类型	表示格式	数据元允许值
现住地址－乡（镇、街道办事处）	本人现住地址中的乡、镇或城市的街道办事处名称	S1	AN..70	
现住地址村（街、路、里、弄等）	本人现住地址中的村或城市的街、路、里、弄等名称	S1	AN..70	
现住地址－门牌号码	本人现住地址中的门牌号码	S1	AN..70	
本人电话号码	本人联系电话的号码，包括国际、国内区号和分机号	S1	AN..20	
家人电话号码	家人联系电话的号码，包括国际、国内区号和分机号	S1	AN..20	
工作单位电话号码	本人工作单位联系电话的号码，包括国际、国内区号和分机号	S1	AN..20	
学历代码	本人受教育最高程度的类别代码	S3	N2	GB/T 4658—2006
工作单位名称	本人工作单位的组织机构名称	S1	AN..70	
从事职业工种描述	本人所从事工作种类的详细描述	S1	AN..100	
受照史	本人从事放射性工作期间的受照史描述	S1	AN..100	
开始从事放射工作日期	指本人从事接触危害因素职业的第一天的公元纪年日期	D	D8	
开始接尘日期	本人开始接触粉尘时的公元纪年日期	D	D8	

续表

数据元名称	定义	数据元值的数据类型	表示格式	数据元允许值
实际接害工龄（a）	本人实际接触职业病危害因素的工作时间长度，计量单位为a	N	N..2	
放射工龄（a）	本人从开始从事放射工作到目前的累计年数，计量单位为a	N	N..2	
累积受照时长（h/a）	本人受到慢性照射的累积时间长度，计量单位为h/a	N	N..4	
受照日期	本人受到急性照射当日的公元纪年日期	D	D8	
首次出现症状日期	本人首次出现症状的公元纪年日期	D	D8	
受照剂量（Gy）	本人所受照射的累积剂量，计量单位为Gy	N	N5,1	
受照原因代码	本人受到照射原因的代码	S3	N2	WS/T 364.5—2023（《卫生信息数据元值域代码第5部分：健康危险因素》）CV03.00.202受照原因代码表
死亡日期时间	本人死亡当日的公元纪年日期和时间的完整描述	DT	DT15	
根本死因代码	导致本人死亡的最根本疾病的诊断代码	S1	AN..5	ICD-10
诊断机构名称	对患者罹患疾病做出诊断的医疗机构的组织机构名称	S1	AN..70	
诊断日期时间	对患者罹患疾病做出诊断时的公元纪年日期和时间的完整描述	DT	DT15	

续表

数据元名称	定义	数据元值的数据类型	表示格式	数据元允许值
诊断医师姓名	诊断医师在公安管理部门正式登记注册的姓氏和名称	S1	A..50	
填报机构名称	填报机构的组织机构名称	S1	AN..70	
填报人姓名	填报人在公安管理部门正式登记注册的姓氏和名称	S1	A..50	
填报日期时间	填报记录表单时的公元纪年日期和时间的完整描述	DT	DT15	

13．高血压随访（表3.15）

表3.15 高血压随访

数据元名称	定义	数据元值的数据类型	表示格式	数据元允许值
城乡居民健康档案编号	城乡居民个人健康档案的编号	S1	N17	
高血压患者随访服务表编号	按照某一特定编码规则规定的高血压患者随访服务记录表顺序号	S1	AN..20	
本人姓名	本人在公安管理部门正式登记注册的姓氏和名称	S1	AN..50	
责任医师姓名	责任医师在公安管理部门正式登记注册的姓氏和名称	S1	A..50	

续表

数据元名称	定义	数据元值的数据类型	表示格式	数据元允许值
本次随访日期	对患者进行本次医学随访当日的公元纪年日期	D	D8	
随访方式代码	进行医学随访的方式代码	S3	N1	WS/T 364.12—2023（《卫生信息数据元值域代码第12部分：计划与干预》）CV06.00.207随访方式代码表
症状代码	患者的症状在特定编码体系中的代码	S3	AN..5	ICD-10R 编码
症状名称	患者出现的临床主要症状的名称	S1	AN..50	
收缩压（mmHg）	收缩压的测量值，计量单位为 mmHg	N	N2..3	
舒张压（mmHg）	舒张压的测量值，计量单位为 mmHg	N	N2..3	
体重（kg）	体重的测量值，计量单位为 kg	N	N3..5,1	
目标体重（kg）	患者下次随访时应调整到的体重，计量单位为 kg	N	N3..5,1	
身高（cm）	身高的测量值，计量单位为 cm	N	N4..5,1	
体质指数	根据体重（kg）除以身高平方（m^2）计算出的指数	N	N5,2	
目标体质指数	患者下次随访时应调整到的体重（kg）除以身高平方（m^2）计算出的指数	N	N5,2	

续表

数据元名称	定义	数据元值的数据类型	表示格式	数据元允许值
心率（次/分）	心脏搏动频率的测量值，计量单位为次/分	N	N2..3	
其他阳性体征	患者随访时出现其他阳性体征的描述	S1	AN..100	
日吸烟量（支）	患者最近1个月内平均每天的吸烟量，计量单位为支	N	N..3	
目标日吸烟量（支）	患者下次随访时应达到平均每天的吸烟量，计量单位为支	N	N..3	
日饮酒量（两）	患者平均每天的饮酒量相当于多少白酒量，计量单位为两	N	N..3	
目标日饮酒量（两）	患者下次随访时应达到平均每天的饮酒量相当于多少白酒量，计量单位为两	N	N..3	
运动时长（min）	患者平均每次运动所用时长，计量单位为min	N	N..3	
目标运动时长（min）	患者下次随访时应达到平均每次运动所用时长，计量单位为min	N	N..3	
辅助检查项目	受检者辅助检查项目的通用名称	S1	AN..100	
辅助检查结果	受检者辅助检查结果的详细描述	S1	AN..100	
检查（测）人员姓名	检查（测）人员在公安管理部门正式登记注册的姓氏和名称	S1	A..50	

续表

数据元名称	定义	数据元值的数据类型	表示格式	数据元允许值
检查（测）日期	患者进行某项检查（测）当日的公元纪年日期	D	D8	
药物不良反应描述	对患者出现药物不良反应表现的描述	S1	AN..100	
药物名称	药物通用名称	S1	AN..50	
药物使用频率	单位时间内药物使用的次数	S1	AN..20	
药物使用剂量单位	药物剂量的剂量单位	S1	AN..6	
药物使用次剂量	单次使用药物的剂量	N	N..5,2	
药物使用总剂量	服药者在一段时间内累计服用某药物的剂量总计	N	N..12,2	
下次随访日期	下次对患者进行医学随访的公元纪年日期	D	D8	
随访医师姓名	随访医师在公共管理部门正式登记注册的姓氏和名称	S1	A..50	

14. 2型糖尿病患者随访（表3.16）

表3.16　2型糖尿病患者随访

数据元名称	定义	数据元值的数据类型	表示格式	数据元允许值
居民健康档案编号	城乡居民个人健康档案的编号	S1	N17	

续表

数据元名称	定义	数据元值的数据类型	表示格式	数据元允许值
2型糖尿病患者随访服务记录表编号	按照某一特定编码规则规定的2型糖尿病患者随访服务记录表顺序号	S1	AN..20	
本人姓名	本人在公安管理部门正式登记注册的姓氏和名称	S1	A..50	
责任医师姓名	责任医师在公安管理部门正式登记注册的姓氏和名称	S1	A..50	
随访方式代码	进行医学随访的方式代码	S3	N1	
本次随访日期	本次对患者进行医学随访当日的公元纪年日期	D	D8	
症状代码	患者的症状在特定编码体系中的代码	S3	AN..5	
症状名称	患者出现的临床主要症状的名称	S1	AN..50	
收缩压（mmHg）	收缩压的测量值，计量单位为mmHg	N	N2..3	
舒张压（mmHg）	舒张压的测量值，计量单位为mmHg	Hg	N	
体重（kg）	体重的测量值，计量单位为kg	N	N3..5,1	
目标体重（kg）	患者下次随访时应调整到的体重，计量单位为kg	N	N3..5,1	
身高（cm）	身高的测量值，计量单位为cm	N	N4..5,1	

续表

数据元名称	定义	数据元值的数据类型	表示格式	数据元允许值
体质指数	根据体重（kg）除以身高平方（m²）计算出的指数	N	N5,2	
目标体质指数	患者下次随访时应调整到的体重（kg）除以身高平方（m²）计算出的指数	N	N5,2	
足背动脉搏动标志	标识患者是否存在足背动脉搏动	L	T/F	
其他阳性体征	患者随访时出现其他阳性体征的描述	S1	AN..100	
日吸烟量（支）	患者最近1个月内平均每天的吸烟量，计量单位为支	N	N..3	
目标日吸量（支）	患者下次随访时应达到平均每天的吸烟量，计量单位为支	N	N..3	
日饮酒量（两）	患者平均每天的饮酒量相当于多少白酒量，计量单位为两	N	N..3	
目标日饮酒量（两）	患者下次随访时应达到平均每天的饮酒量相当于多少白酒量，计量单位为两	N	N..3	
运动频率代码	患者最近1个月主动运动的频率	S3	N1	
目标运动频率代码	患者下次随访时应达到主动运动的频率	S3	N1	
运动时长（min）	患者平均每次运动所用时长，计量单位为min	N	N..3	

续表

数据元名称	定义	数据元值的数据类型	表示格式	数据元允许值
目标运动时长（min）	患者下次随访时应达到平均每次运动所用时长，计量单位为min	N	N..3	
日主食量（g）	患者平均每天进食的主食量，计量单位为g	N	N..4	
目标日主食量（g）	患者下次随访时应达到平均每天进食的主食量，计量单位为g	N	N..4	
空腹血糖值（mmol/L）	受检者空腹时血液中葡萄糖定量检测结果值，计量单位为mmol/L	N	N3..4,1	
餐后两小时血糖值（mmol/L）	受检者餐后两小时血糖的测量值，计量单位为mmol/L	N	N3..4,1	
糖化血红蛋白值（%）	血液中糖化血红蛋白的测量值，计量单位为%	N	N4,1	
辅助检查项目	受检者辅助检查项目的通用名称	S1	AN..100	
辅助检查结果	受检者辅助检查结果的详细描述	S1	AN..100	
检查（测）人员姓名	检查（测）人员在公安管理部门正式登记注册的姓氏和名称	S1	A..50	
检查（测）日期	患者进行某项检查（测）当日的公元纪年日期	D	D8	

续表

数据元名称	定义	数据元值的数据类型	表示格式	数据元允许值
药物不良反应描述	对患者出现药物不良反应表现的描述	S1	AN..100	
药物名称	药物通用名称	S1	AN..50	
药物使用频率	单位时间内药物使用的次数	S1	AN..20	
药物使用剂量单位	药物剂量的剂量单位	S1	AN..6	
药物使用次剂量	单次使用药物的剂量	N	N..5,2	
药物使用总剂量	服药者在一段时间内累计服用某药物的剂量总计	N	N..12,2	
胰岛素用药种类	2型糖尿病患者使用胰岛素的种类	S1	AN..50	
胰岛素用药使用频率（次/天）	2型糖尿病患者每日使用胰岛素的次数，计量单位为次/天	N	N..1	
胰岛素用药次剂量（U）	2型糖尿病患者单次使用药物的剂量，计量单位为U	N	N..3	
随访医师姓名	随访医师在公安管理部门正式登记注册的姓氏和名称	S1	A..50	

第三章 建设标准与运用规范

二、健康自测体征基本数据集

健康自测体征基本数据集的标准见表 3.17。

表 3.17 健康自测体征基本数据集的标准

内部标识符	数据元标识符	数据元名称	数据元定义	数据元值的数据类型	表示格式	数据元允许值
		夜间睡眠总时长	夜间睡眠持续时长，计量单位为分钟	N	N..4	(0,1440]
		入睡时间	进入睡眠状态的UTC时间戳，计量单位为毫秒	N	N13	(1388505600000,4102416000000)
		出睡时间	退出睡眠状态的UTC时间戳，计量单位为毫秒	N	N13	(1388505600000,4102416000000)
		深睡时长	夜间睡眠进入深睡阶段的总持续时长，计量单位为分钟	N	N..4	(0,1440]
		浅睡时长	夜间睡眠进入浅睡阶段的总持续时长，计量单位为分钟	N	N..4	(0,1440]
		快速眼动睡眠时长	夜间睡眠进入快速眼动睡眠阶段的总持续时长，计量单位为分钟	N	N..4	(0,1440]
		清醒时长	夜间睡眠过程中觉醒阶段持续时长，计量单位为分钟	N	N..3	[0,200]
		清醒次数	夜间睡眠过程进入觉醒阶段次数	N	N..2	[0,10]
	DE04.10.090.00	收缩压	收缩压的测量值，计量单位为mmHg	N	N4..5,1	[40.0,300.0]

续表

内部标识符	数据元标识符	数据元名称	数据元定义	数据元值的数据类型	表示格式	数据元允许值
	DE04.10.091.00	舒张压	舒张压的测量值，计量单位为mmHg	N	N4..5,1	[30.0,200.0]
		血糖检测值	血液中葡萄糖定量检测结果值，计量单位为mmol/L	N	N3..4,1	[1.0,100.0]
		血糖测量类型	血糖测量与饮食/睡眠关系。其中不同时间段对应的血糖代码为： 1—早餐前血糖（即空腹血糖）。 2—早餐后血糖。 3—午餐前血糖。 4—午餐后血糖。 5—晚餐前血糖。 6—晚餐后血糖。 7—睡前血糖。 8—凌晨血糖	N	N1..2	[1,8]
		血糖标本来源	用于测量血糖的体液类型。其中不同体液类型对应的血糖测量代码为： 1—测量组织液中的葡萄糖。 2—在毛细血管血液中测量葡萄糖。 3—在血浆中测量葡萄糖。 4—在血清中测量葡萄糖。 5—测量眼泪中的葡萄糖。 6—从全血中测量葡萄糖	N	N1	[1,6]

续表

内部标识符	数据元标识符	数据元名称	数据元定义	数据元值的数据类型	表示格式	数据元允许值
SZHDSB01.03.027	DE04.50.149.00	血氧饱和度	血液中被氧结合的氧合血红蛋白的容量占全部可结合的血红蛋白容量的百分比，计量单位为%	N	N5,3	[0,100%]
		动态心率	心脏搏动频率长期监测的测量值序列			
SZHDSB01.03.004	DE04.10.206.00	静息心率	用户在清醒、不活动的安静状态下的心脏搏动频率，计量单位为次/分	N	N..3	(0, 255)
SZHDSB01.03.002	DE04.10.188.00	体重	体重的测量值，计量单位为kg	N	N3..5,1	(1,560)
		身体质量指数	根据身高和体重计算出的指数，即体重除以身高的平方	N	N3..5,1	[1.0,200.0]
		体脂量	人体内脂肪重量，计量单位为kg	N	N3..5,1	(1, 560)
		体脂率	人体内脂肪重量在人体总体重中所占的比例	N	N3..5,1	(0.0, 100.0)
		肌肉量	人体内肌肉重量，计量单位为kg	N	N3..5,1	(0.1, 150)
		基础代谢	人体在清醒而又极端安静的状态下，不受肌肉活动、环境温度、食物及精神紧张等影响时的能量代谢，计量单位为千卡/天	N	N4	(0, 10000)

续表

内部标识符	数据元标识符	数据元名称	数据元定义	数据元值的数据类型	表示格式	数据元允许值
		水分量	人体内水分重量,计量单位为kg	N	N3..5,1	(0.0,500.0)
		水分率	人体内水分重量在人体总体重中所占的比例	N	N3..5,1	(0.0,100.0)
		内脏脂肪等级	腹腔内内脏间隙附带的脂肪,以等级表示	N	N3..4,1	[1.0,59.0]
		骨盐量	人体内骨头中无机盐的含量,计量单位为kg	N	N3,1	[0.5,5.0]
		蛋白质率	人体内蛋白质含量在人体总体重中所占的比例	N	N3..5,1	(0.0,100.0)
		骨骼肌量	人体内构成各关节骨骼的肌肉的含量,计量单位为kg	N	N3..5,1	(1.0,150.0)
		身体阻抗	人体皮肤、血液、肌肉、细胞组织及其结合部在内的含有电阻和电容的全阻抗,计量单位为欧姆	N	N3..7,1	(0.1,100000.0)
SZHDSB01.03.003	DE04.10.167.00	身高	身高的测量值,计量单位为米	N	N3,1	(0.4,2.6)
		日总步数	用户一天累计步数值,计量单位为步	N	N1..6	[0,200000)
		日总运动消耗卡路里	用户一天运动累计消耗卡路里数值,计量单位为千卡	N	N1..4	[0,10000)

续表

内部标识符	数据元标识符	数据元名称	数据元定义	数据元值的数据类型	表示格式	数据元允许值
SZHDSB01.03.024	DE04.10.186.00	体温	体温的测量值，计量单位为℃	N	N4,1	(34.0,42.0)
		体温测量部位	进行体温测量的用户身体位置。其中身体不同部位对应的测量代码为： 1—腋窝体温测量。 2—手指体温测量。 3—前额体温测量。 4—口服体温测量。 5—直肠体温测量。 6—颞动脉温度测量。 7—脚趾体温测量。 8—鼓膜（耳）体温测量。 9—腕部体温测量。 10—阴道体温测量	N	N1	[1,10]

第六节　电子健康档案安全和隐私

一、掩码展示

电子健康档案信息展示时，涉及个人身份敏感信息时，需进行掩码处理，对数据项内容作"*"替换处理。

二、匿名化服务

匿名化服务确保居民电子健康档案信息在非正常医疗服务以外的应用（例如医疗保险、管理以及某种形式的研究）中，居民个人身份资料不向非授权用户透露，如居民身份证件信息、联系方式信息、家庭住址信息等。

三、安全警示服务

当居民电子健康档案信息在互联网应用、医疗卫生系统中被访问时，将通过短信、微信、健康深圳App等技术手段进行安全警示，提示居民电子健康档案在何时、何地被什么人调用，如果非本人或非授权访问，居民应该及时向电子健康管理单位申诉。

四、自主授权服务

居民自主授权主要包括开通互联网查询授权、动态验证授权、调阅通知授权、档案数据授权。详情如下：

1. 开通互联网查询授权

居民通过健康门户或健康深圳App在线签订互联网电子健康档案查询服务协议，才能开通查询服务。

2. 动态验证授权

医疗从业人员在对居民进行医疗服务行为时，调阅居民电子健康档案时，须居民提供动态验证信息，才能查看电子健康信息记录。动态验证方式可以是短信动态验证码、电子健康动态二维码。

3. 调阅通知授权

居民设置电子健康档案信息记录调阅时，接收平台通知的方式，如设置接收通知的手机号码、微信号、健康深圳App账户等。

4. 档案数据授权

居民对自己电子健康档案数据可以设置某次医疗就诊信息、报告信息或者某次公共服务行为记录是否开放。可设置对所有人不开放，也可设置对某个医疗服务机构、某个责任医生开放等。

五、安全审计服务

安全审计服务是对电子健康档案记录被访问时的监控机制，审计服务将详细记录时间、地点、调阅者信息、被调阅居民信息、被查看档案项目等信息，对档案调阅进行全流程操作日志记录。

六、应用安全

1. 身份认证

居民电子健康档案记录查询主要分为居民自我健康记录查询和医疗从业人员业务行为调阅 2 个场景，具体认证方式如下：

（1）居民自我健康记录查询。居民自我健康记录查询主要以健康门户、健康深圳 App、微信公众号等为载体进行自我健康信息查询与管理，身份认证方式如下：

A. 对登录的用户进行身份标识和鉴别。

B. 系统用户的身份鉴别信息具有不易被冒用的特点，例如口令长度长、复杂性高和定期地更新等。

C. 用户人脸、指纹生物识别，动态短信认证以及银行卡的绑定来进行实名认证。

D. 具有登录失败处理功能，如结束会话、限制非法登录次数，当登录连接超时，自动退出。

（2）医疗从业人员调阅。医疗从业人员调阅认证主要包含使用系统对接授权认证、调阅人员身份标识认证，或者需要居民动态授权的二次认证，具体情况如下：

A. 与健康档案调阅浏览器对接授权，认证信息包含对接客户端编码以及认证签名。

B. 调阅身份标识认证，调阅者必须是平台注册用户，能够提供准确的身份证件信息，并且具有居民档案调阅权限。

C. 动态授权二次认证是指对于具有电子健康档案调阅需求的医疗服务人员，必须是在某次医疗行为中，由居民提供动态验证码才可调阅电子健康档案。

2. IP 黑白名单

IP 黑白名单认证主要是第三方系统（医疗医生工作站、健康门户服务器、健康深圳 App 服务器）与平台电子健康档案浏览器或电子健康档案数据查询服务接口对接，被加入 IP 白名单的客户端机器具有电子健康档案数据访问权限，被加入 IP 黑名单的客户端机器禁止访问电子健康档案数据。

3. 数据传输加密

数据传输加密主要包括两方面：

（1）传输协议加密。传输协议加密是指所有的应用、数据服务接口采用 HTTPS 加密协议进行访问，让请求与响应在安全通道上进行传输。

（2）传输内容加密。数据内容加密是指数据请求方与数据接收方互相约定一种对请求信息、响应信息进行加解密的算法，来保障传输数据的信息安全。目前常用的算法有 AES/DES/SM2/BASE64 等加密机制。

4. 攻击防护

对于应用系统或门户网站，主要的攻击防护如下：

（1）访问暴力攻击。针对访问暴力攻击，可以对登录、注册、修改用户信息等功能操作增添验证码，或者短信动态验证防止网络攻击者暴力访问，枚举账户与秘密通过应用身份认证。

（2）XSS 跨站脚本注入攻击。针对 XSS 跨站脚本注入攻击，可以对客户端访问提交的请求信息进行过滤与转义，重点针对跨站脚本语言的特殊字符、关键字等，例如特殊字符反斜杠、尖括号、"@"符号等，关键字 alert、img、script、document、javascript 等。

（3）SQL 注入攻击。针对 SQL 注入攻击，可以对数据库语句参数进行预处理，转义敏感字符和字符串，或者屏蔽反馈到客户端的出错信息。

（4）跨站请求伪造。针对跨站请求伪造，可以检测 HTTP 请求中的访问来源是否可信，对 HTTP 头中的 Referer 进行过滤，只允许本域站点访问。

（5）文件上传。对于具有文件上传功能的应用，必须做如下安全防护：

A. 严格判断上传文件的类型，设置上传文件白名单，只允许上传指定类型的文件。

B. 禁止在上传目录下执行脚本。

C. 上传文件的目录必须是 HTTP 请求无法直接访问到的。对于需要访问的目录，必须将其上传到其他（和 Web 服务器不同的）域名下，并设置该目录为不允许解析脚本语言的目录。

D. 上传文件要保存的文件名和目录名由系统根据时间生成，不允许用户自定义。

七、安全保障

1. 技术保障

（1）数据加密算法。本项目所用的密码算法均使用国产密码算法，主要包括对称算法SM1/SM4、非对称算法SM2和Hash算法SM3。

SM1/SM4密码算法是国家密码管理局批准的对称密码算法，算法输入128位整数倍明文信息，输出128位整数倍密文信息，可用于数据加密/解密、密钥交换、MAC运算等方面，密钥可以利用硬件随机数发生器产生。

SM2密码算法是国家密码管理局批准的椭圆曲线公钥密码算法（ECC），该算法是一组算法，包括SM2-1数字签名算法、SM2-2密钥交换协议和SM2-3公钥加密算法。其中SM2-1数字签名算法包括数字签名生成算法和验证算法，可满足多种密码应用中的身份认证和数据完整性、真实性的安全需求；SM2-2密钥交换协议可满足通信双方经过两次或三次信息传递过程，计算获取一个由双方共同决定的共享秘密密钥（会话密钥）；利用SM2-3公钥加密算法，消息发送者可以利用接收者的公钥对消息进行加密，接收者用对应的私钥进行解密，获取消息。

SM3密码算法是国家密码管理局批准的密码杂凑算法，主要应用于数字签名和验证、消息认证码的生成与验证以及随机数的生成，可满足多种密码应用的安全需求。

在系统中我们采用基于国产密码算法的CLA技术来实现数据的签名和验签，因为算法的安全性是得到国家认可的，所以能够保证签名和验签的结果是安全可信的。

（2）安全认证。本项目采取CLA技术进行安全认证。

2. 管理保障

（1）实名制。个人健康档案基于电子健康卡主索引形成，电子健康卡严格遵循实名制，并且通过实名认证，确保健康档案的真实性。授权他人阅览时，授权对象也必须经过实名认证，确保档案调阅可追溯。

（2）身份验证。健康档案阅读前，必须对阅读人进行身份认证，主要方式有密码认证和结合人脸识别技术。

3. 应用保障

（1）授权机制。让他人查阅电子健康档案，必须经过授权。本项目设计了严密的授权体系，档案所有者能对查阅者、查阅内容、查阅时限、查阅次数甚至查阅方式进行全方位的综合授权，确保本人健康档案能按预期、被合理地查阅。

（2）数据不落地。本项目要求平台管理和开放应用的各个环节数据均不落地、不可下载。中心端提供健康档案索引服务、纠错服务和综合管理服务，健康档案可以在桌面端和移动端被查阅，但不可下载。物理数据仅存在于数据源所在地，确保数据不被泄露、不被入侵和篡改。

八、隐私保护

1. 结构和内容

电子健康档案结构的基础构成单元为"段"，保证个人电子健康档案开放应用的灵活性，在健康档案内容构成上，提供摘要、关键字等功能，用于搜索和识别。在此基础上，平台最小程度可以以"段"建立索引，实现可管理和可标记的功能。

2. 标记和屏蔽

（1）隐私标记。基于隐私的设计，平台能智能识别部分隐私数据，并自动标记。对于不可自动识别的隐私数据，系统提供工具，实现居民自主识别和标记。

（2）隐私屏蔽。对于被标记的隐私数据，居民可使其在开发应用体系中永久性、无条件屏蔽，仅对他人屏蔽，或暂时性屏蔽，实现隐私保护。

第四章　总体技术

第一节　主索引设计

全民健康信息平台的健康档案主索引是区域内统一的居民身份标识，须关联区域内的健康卡（含电子健康卡），医疗机构的各类就诊卡，医疗同行业不同业务条块的各种卡（接种卡、医保卡）、证件（出生证、身份证、护照），及其他行业身份标识域的个人基本信息。通过这些关联，形成不同标识域、跨市区域范围内的唯一索引，实现各个系统之间信息的互联互通，保证同一个患者分布在不同系统中的个人信息完整和准确。

一、主索引

平台主索引参照区域卫生信息平台基本交互规范，主要由主索引管理服务、交叉索引服务、居民身份匹配引擎、隐私保护与安全、主索引应用、配置管理六个部分组成，如图4.1所示。

结合深圳市卫生健康委员会信息化情况，主要的子索引有医疗服务子索引（就诊卡号或门诊住院病历号）、健康档案子索引（健康档案号）、健康卡（码）子索引（健康卡号）、妇保子索引（妇女管理卡号）、出生证明子索引（出生医学证明号）、疾病预防控制子索引（慢性病管理卡号）等。这些子索引通过各业务条线的患者唯一标识关联到市级平台个人主索引上。

二、主索引服务

主索引服务主要由居民信息注册、居民信息合并、信息查询服务、主索引注销服务、个人信息统计六个部分组成。

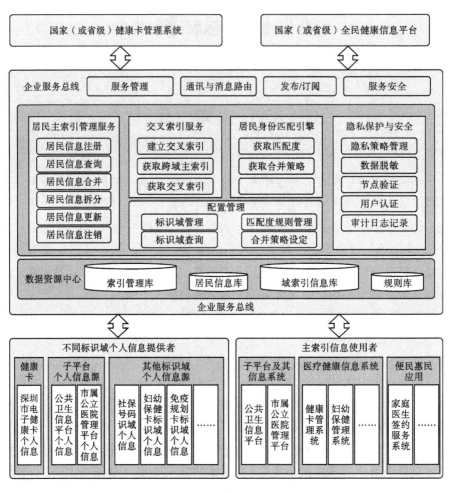

图 4.1 深圳市全民健康信息平台主索引服务架构

（1）居民信息注册。如图4.2所示，平台通过接入包括全员人口数据库在内的多种个人身份源，如电子病历、健康档案、出生医学证明、计划免疫号等，进行个人信息的注册与整合。

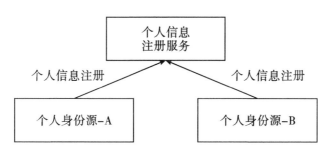

图4.2 居民信息注册架构

（2）居民信息合并。如图4.3所示，主索引可以把不同域信息进行整合并对外服务。依据个人信息的匹配度及匹配规则自动合并个人信息，如信息无法匹配，可支持手工进行匹配。信息整合规则为：有效信息覆盖空信息；域来源优先；时间优先。信息整合包括摘要、基本信息和其他信息等。

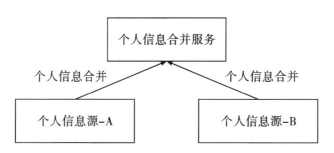

图4.3 居民信息合并架构

（3）信息查询服务。如图4.4所示，主索引对外提供个人信息查询服务。主要包括通过居民健康卡索引查询、业务系统跨域主索引查询等功能。调用方可以根据姓名、性别、标识符和出生日期的任意组合条件在居民注册服务系统查询居民信息。

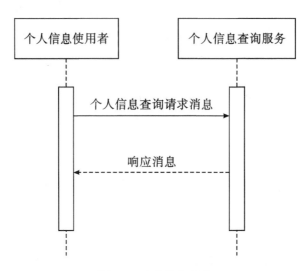

图 4.4 个人信息查询

(4) 主索引注销服务。个人销卡或死亡时需要注销索引,注销时居民信息提供者向主索引服务提交注销请求,主索引服务返回注销结果信息。注销流程如图 4.5 所示。

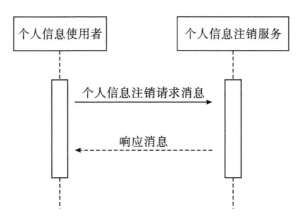

图 4.5 主索引注销

(5) 个人信息统计。可以根据姓名、性别、地址、出生日期和婚姻状态的任意组合条件统计得到居民信息的数量。

三、交叉索引

交叉索引服务主要由建立交叉索引、获取跨域主索引、获取交叉索引等几个部分组成。交叉索引实现不同标识域个人基本信息的交叉索引,实现多卡标识的兼容查询。建立交叉索引，实现对不同标识域的个人标识建立交叉对应关系。获取交叉索引，实现通过一个标识域的个人标识查询另一个标识域的个人信息。

（1）PIX 匹配服务。主索引 PIX 引擎通过规则匹配出不同域之间精确相同（规则为姓名＋证件类型＋证件号码）和疑似相同（设置匹配字段＋权重），精确相同是直接自动分配主索引号，疑似相同需要通过人工方式判定分配主索引号。

（2）交叉逻辑索引。主索引交叉逻辑索引为通过主索引号关联不同域的 PID 交叉索引，可关联、可溯源。如图 4.6 所示。

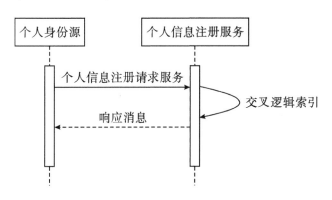

图 4.6　交叉逻辑索引

四、居民匹配

平台在各家医院对患者进行身份注册的基础上，按照配置的患者身份匹配规则，实现一个患者在不同医院所使用的身份间的对照关系，为系统建立自动匹配算法，实现居民身份主索引机制，对于无法按照匹配规则完成匹配的患者身份需要人工干预完成匹配。

基于规则的匹配度查询，支持个人信息的自动合并。主要包括：

（1）居民身份匹配规则设定。对系统的居民身份匹配度参数进行设定，以便计算两个不同记录的居民为同一居民的可能性（匹配度）。

（2）居民身份匹配度阈值设定。对居民身份匹配度阈值进行设定，以便能够为居民身份合并应采用自动合并或者手动合并提供判定依据。

（3）居民信息匹配。依据匹配度计算规则，计算两条居民基本信息记录的匹配度，并依据合并策略，给出自动合并、手工合并匹配规则。

五、隐私与安全

隐私安全主要由隐私策略管理、数据脱敏、节点验证、用户认证和审计日志记录几个部分组成。

（1）隐私策略管理：对个人信息隐私保护的字段、方法、开放阅读的系统角色进行设定。

（2）数据脱敏：依据隐私策略对需要进行隐私保护的内容进行加密处理。

（3）节点验证：对接入系统的节点进行安全验证。

（4）用户认证：对访问用户进行认证。

（5）审计日志记录：对平台的数据访问、平台与安全相关的操作进行审计日志的记录与跟踪访问。

六、主索引运用

健康档案主索引的主要用途是在一个复杂的医疗健康体系内，以证件类型、证件号作为健康档案主索引，通过身份证号及其他的患者唯一标识将多个医疗健康业务域里的个人信息有效地关联在一起。以实现各个系统之间、各平台之间信息的互联互通，保证同一个患者分布在不同系统中的个人信息的完整性和准确性。

健康档案主索引将各业务条线、平台间的医疗服务子索引（就诊卡号或门诊住院病历号）、健康档案子索引（健康档案号）、健康卡（码）子索引（健康卡号）、妇保子索引（妇女管理卡号）、出生证明子索引（出生医学证明号）、疾病预防控制子索引（慢性病管理卡号）等各业务条线的患者唯一标识合并建立集中式个人主索引；主索引将子索引关联起来，子索引将该业务域的健康档案关联起来。

目前主索引中的患者身份信息主要来源是健康档案、公安基本信息、全员人口信息、妇女保健、儿童保健、医疗档案、预约平台、社保、电子健康卡等，系统可自定义相似度匹配规则，并根据不同条件的组合定义相似度，通过相似度的高低设置患者信息的自动合并、人工合并，生成居民主索引数据。

七、配置管理

配置管理主要由标识域管理、匹配度规则管理、标识域查询、合并策略设定等几个部分组成。

1. 标识域管理

标识域主要包括不同的标识卡类型,如不同机构的就诊卡、不同地区的健康卡、身份证、社保卡、妇幼保健卡、预防接种证等对身份进行标识的不同领域。

主要角色与服务组件包括系统管理员、标识域管理服务。管理内容主要包括新增标识域、删除标识域、获取标识域。

2. 规则管理

跨域主索引平台主要包括主索引生成规则管理、居民身份匹配规则管理、合并策略管理。规则管理角色包括系统管理员、相应的规则管理模块。

第二节 数据资源库

数据资源库的数据结构以健康档案为中心、生命周期为主线、属地化管理为原则进行设计,充分考虑到区域中各种卫生机构相关业务活动及业务管理、决策支持要求,建立全员人口、健康档案、电子病历、公共卫生、医疗服务、医疗保障、基本药物监管、计划生育、医疗卫生综合管理与辅助决策等数据库。数据资源库建设符合国家卫生计生委数据元、数据集、数据交换、数据存储、数据利用等标准规范,并在卫生服务过程中建立持续比对、完善和更新的机制,使健康信息跟着人走,跟着卫生服务事件走,随生命不同阶段、时间推移,发展演变和动态更新,将健康信息做活做实,使健康信息可以为居民健康提供服务。

数据资源库的建设是卫生行政机构、公共卫生机构、医疗卫生业务机构间信息共享、业务协同、信息综合利用的基础。

一、数据资源库设计

(一)健康档案数据库

通过深圳市全民健康信息平台,将深圳市市民在市、区 2 级医疗卫生机构发生的医疗卫生服务记录的信息整合,按照国家卫生计生委健康档案基本架构与数据标准，构建深圳市统一的居民电子健康档案库。

1. 居民基本信息

居民基本信息是反映居民个人的人口学及社会经济学等特征的一组信息，记录内容相对稳定、客观性强，其中一些记录反映了个人固有特征且贯穿其整个生命周期，是居民健康档案的重要组成部分。

基本信息主要包括以下10个部分。

（1）人口统计学特征信息：姓名、性别、出生日期、出生地、国籍、民族、身份证件类别、身份证件号码等。

（2）社会经济学特征信息：户口性质、户籍类型、户口地址、现居住地址、本地居住时间、联系方式、紧急情况联系人和联系电话等。

（3）教育特征信息：学历、学位等。

（4）婚姻特征信息：婚姻状况等。

（5）职业特征信息：就业状况、职业类别、工作单位名称等。

（6）医疗保险特征信息：医疗保险类型、医疗保险号等。

（7）亲属特征信息：子女数、子女健康情况、父母亲姓名、父亲母亲健康状况等。

（8）社会救助信息：残疾情况、残疾证号码等。

（9）家庭信息：家庭地址、户主信息、家族遗传病史、家庭卫生环境等信息，以及家系图谱。

（10）建档信息：个人健康档案编号、建档日期等。

2. 主要疾病和健康问题摘要

主要疾病和健康问题主要包括三个方面：个人健康特征、主要疾病和健康危险因素暴露水平。不同生命阶段所具有的健康特征、所面临的疾病问题以及暴露的健康危险因素有较大的差异。

主要疾病和健康问题摘要将所有与个人健康相关的基础摘要信息进行汇集、存储，并对外提供服务。在全民健康信息平台中，可通过个人ID快速地查找相对应的主要疾病和健康问题，为医疗人员提供了通用、及时、可信的调阅服务，并为医疗卫生人员在进行医疗卫生服务时能够及时、快捷地了解患者、居民基础健康信息提供了一种技术支撑。

主要疾病和健康问题主要包括以下8个部分。

（1）既往疾病史：疾病诊断、就诊时间、就诊医疗机构等。

（2）过敏史：过敏药物、过敏类型等。

（3）免疫接种史：免疫接种类别、地点、时间等。

（4）生育史：生育时间、地点、新生儿数量、性别、体重、接产方式等。

（5）主要健康指标：身高、体重、血压、血糖、心率、视力、血型等主要指标，以及记录时间等。

（6）健康危险因素：生活方式（如吸烟、饮酒、体育锻炼等）、膳食与营养、生活和工作环境、家族遗传病史等。

（7）特殊疾病情况：传染病、慢性病、职业病、地方病、精神病、口腔疾病等的报告或确诊机构、报告或确诊时间。

3．儿童保健

儿童保健数据主要来源于区域妇幼机构、儿童医院、省直医院、市级区域平台等机构。

儿童保健数据主要包括以下6个部分。

（1）出生医学登记：出生医学证明等。

（2）新生儿疾病筛查：新生儿疾病筛查记录表等。

（3）出生缺陷监测：医疗机构出生缺陷儿登记卡等。

（4）体弱儿童管理：体弱儿童管理记录表等。

（5）儿童健康体检：儿童健康体检记录表等。

（6）儿童死亡管理：儿童死亡报告卡等。

儿童保健数据可以支撑儿童保健领域的业务协同，以及儿童保健域与其他业务领域的业务协同，如根据出生医学证明可以触发新生儿访视和儿童计划免疫服务。

4．妇女保健

妇女保健数据主要来源于区域妇幼机构、省属医院、市区平台等机构。

妇女保健数据主要包括以下6个部分。

（1）妇女婚前保健服务：婚前医学检查表、婚前医学检查证明等。

（2）计划生育技术服务：宫内节育器放置（取出）术记录表，皮下埋植剂放置（取出）术记录表，输卵（精）管结扎手术记录表，负压吸宫、钳刮术手术记录表，药物流产记录表，中期妊娠引产记录表等。

（3）妇女病普查：妇女健康检查表等。

（4）孕产期保健服务与高危管理：孕产妇基本情况登记表、产前检查初（复）诊记录表、分娩记录表、产妇（新生儿）访视记录表、产后42天检查记录表、孕产妇高危管理记录表等。

（5）产前筛查与诊断：产前筛查与诊断记录表等。

（6）孕产妇死亡报告：孕产妇死亡报告卡等。

5. 疾病预防控制

疾病预防控制数据主要来源于省级疾病预防控制中心（CDC）、省属医院、市区平台所产生的突发公共卫生事件应急处置和日常业务管理（人群健康的疾病预防控制级监测、干预、评估）。其中，突发公共卫生事件应急处置数据包括事件处置的全过程管理数据，日常业务管理数据包括人群疾病健康预防和控制数据。

疾病控制数据主要包括以下 11 个部分。

（1）免疫接种：个人预防接种记录等。

（2）传染病报告：传染病报告卡等。

（3）结核病防治：结核病人登记管理卡，肺结核可疑者、肺结核病人转诊单，肺结核病短程督导治疗记录卡等。

（4）艾滋病综合防治：传染病报告卡艾滋病性病附卡、艾滋病基本情况表、艾滋病个案随访表、艾滋病治疗随访表、艾滋病用药情况表、艾滋病转诊表、艾滋病相关疾病登记表等。

（5）血吸虫病病人管理：急性血吸虫病个案调查表、晚期血吸虫病个案登记表等。

（6）职业病报告：职业病报告卡、尘肺病报告卡、职业性放射性疾病报告卡等。

（7）职业性健康监护：职业健康检查表、放射工作人员职业健康检查表等。

（8）伤害监测报告：伤害监测报告卡等。

（9）中毒报告：农药中毒报告卡等。

（10）行为危险因素监测：慢性病及危险因素监测个人调查表等。

（11）死亡医学登记：居民死亡医学证明书等。

6. 疾病管理

疾病管理数据主要来源于省级 CDC、省属医院、市区级平台等机构。

疾病管理数据主要包括以下 6 个部分。

（1）高血压病例管理：高血压患者随访表等。

（2）糖尿病病例管理：糖尿病患者随访表等。

（3）肿瘤病例管理：恶性肿瘤病例报告卡、随访卡等。

（4）精神分裂症病例管理：精神分裂症患者健康管理年检表、精神分裂症患者随访表等。

（5）老年人健康管理：老年人健康管理随访表等。

（6）成人健康体检：成人健康检查表等。

7. 医疗服务

医疗服务数据主要指在进行日常健康管理时提供的医疗服务信息的相关信息，主要包括门诊诊疗信息、住院诊疗信息、临床检验检查报告、用药信息、住院病案首页、成人健康体检报告和转诊（院）信息。

（二）电子病历数据库

建设电子病历数据库的目的是实现区域内的电子病历共享，使临床医生在为患者诊断时可随时了解患者的既往病史，起到辅助诊断的作用，提高医疗服务的效率和质量。

电子病历数据采集按照国家卫健委《电子病历基本数据集》《电子病历共享文档规范》标准。

（1）电子病历共享数据集主要包括门（急）诊、住院、检查检验等临床信息数据集，具体有病历概要、门（急）诊病历、门（急）诊处方、检查检验记录、一般治疗处置记录、助产记录、护理操作记录、护理评估与计划、知情告知信息、住院病案首页、中医住院病案首页、入院记录、住院病程记录、住院医嘱、出院小结、转诊（院）记录、医疗机构信息。

（2）电子病历共享文档主要包括门（急）诊、住院、检查检验等临床文档，具体有病历概要、门（急）诊病历、急诊留观病历、西药处方、中药处方、检查报告、检验报告、治疗记录、一般手术记录、麻醉术前访视记录、麻醉记录、麻醉术后访视记录、输血记录、待产记录、阴道分娩记录、剖宫产记录、一般护理记录、病重（病危）护理记录、手术护理记录、生命体征测量记录、出入量记录、高值耗材使用记录、入院评估、护理计划、出院评估与指导、手术知情同意书、麻醉知情同意书、输血治疗同意书、特殊检查及特殊治疗同意书、病危（重）通知书、其他知情同意书、住院病案首页、中医住院病案首页、入院记录、24h 内入出院记录、24h 内入院死亡记录、住院病程记录首次病程记录、日常病程记录、上级医师查房记录、疑难病例讨论记录、交接班记录、转科记录、阶段小结、抢救记录、会诊记录、术前小结、术前讨论、术后首次病程记录、出院记录、死亡记录、死亡病例讨论记录、住院医嘱、出院小结。

此外，电子病历数据还包括临床路径进入、执行、退出记录，体检报告，出生医学证明，死亡医学证明，传染病、肿瘤、职业病等疾病报告，孕产妇、新生儿死亡报告，出生缺陷儿登记，院内感染报告，药物不良反应报告，危机值报告等。

（三）全员人口信息库

全员人口信息库以身份证为唯一标识，包含人口的基本信息和计生业务数据。全员人口登记范围包括户籍人口、在当地居住6个月以上的非户籍人口及流动人口。通过户籍人口信息采集、常住人口信息采集、流动人口信息采集、人口出生信息采集、人口死亡信息采集、居民医保参保信息采集等，实现人口信息与医疗卫生信息的交换与共享，实现计划生育与医疗卫生的业务协同应用，为各业务系统提供数据支撑。

全员人口信息的基本内容主要包括人口死亡信息、人口出生信息、新农合信息、全员人口基础信息四大块内容。

1. 人口死亡信息

人口死亡信息包括死亡医学证明、姓名、性别、民族、职业、身份证件、婚姻状况、学历、工作单位名称、出生日期、死亡日期、实足年龄、行政区、户籍地址、现住地址、联系人姓名、家人电话号码、工作单位电话号码、直接死亡原因、发病到死亡的时长、其他疾病诊断、根本死因、主要致死疾病的最高诊断机构、死亡医院名称、死亡地点、死亡最高诊断依据、住院号、填报人姓名、填报机构名称、填报日期时间等。

2. 人口出生信息

人口出生信息包括出生医学证明、姓名、性别、出生日期、出生地址、家庭地址、邮政编码、行政区、健康状况、母亲姓名、母亲出生日期、母亲国籍、母亲民族、母亲身份证件、父亲姓名、父亲出生日期、父亲国籍、父亲民族、父亲身份证件、出生孕周、出生身长、出生体重、助产人员姓名、助产机构名称、签发日期、签证机构名称等。

3. 新农合信息

新农合信息包括相关机构数据、区/乡镇/村/组自然档案数据、家庭档案数据、个人基本数据等。

4. 全员人口基础信息

全员人口基础信息包括人员ID、姓名、性别、居民身份证号码、出生日期、民族、文化程度、婚姻状况、初婚日期、现居地址、户籍地址、变更情况等。

（四）基础资源信息库

基础资源信息库拥有从全民健康信息平台注册服务获取的数据，包括医疗卫生人员基础信息库、医疗卫生机构基础信息库、医疗卫生术语和字典注册。

1. 医疗卫生人员基础信息库

医疗卫生人员基础信息库，是一个单一的目录服务，为本区域内所有医疗卫生机构的医疗服务提供者，包括全科医生、专科医生、护士、实验室医师、医学影像专业人员、疾病预防控制专业人员及其他与医疗卫生管理服务相关行业的从业人员。系统为每一位医疗卫生人员分配一个唯一的标识，作为与居民健康档案信息系统交互的用户标识。

2. 医疗卫生机构基础信息库

医疗卫生机构基础信息库提供本区域内所有医疗机构的综合基础目录，相关的医疗机构包括二三级医院、社康中心、疾病预防控制中心、卫生监督所、妇幼保健所等。系统为每个机构分配唯一的标识，可以解决居民所获取的医疗卫生服务场所唯一性识别问题，从而保证在维护居民健康信息的不同系统中使用统一的规范化的标识符。

3. 医疗卫生术语和字典注册

建立术语和字典注册库，可以规范医疗卫生事件中所产生的信息含义的一致性问题。术语可由平台管理者进行注册、更新维护；字典可由平台管理者或机构来提供注册、更新维护。

（五）医学影像资源库

非放射类影像文件库主要存储和管理超声、病理、内窥镜、数字胃肠镜等相对数据量较小的影像文件。对相关文件的存储应遵循 HL7 CDA 临床文档架构标准。该资源库支持影像数据存储管理和历史数据归档管理。

（六）医疗服务主题信息库

（1）医疗服务监管资源库：包括门诊医疗效率、住院医疗效率、门诊医疗费用、住院医疗费用、门诊医疗行为、住院医疗行为等信息。

（2）医院运行监管资源库：包括床位、设备、物资、财务、人力资源等信息。

（3）医疗质量管理资源库：包括住院医疗质量、手术医疗质量、临床路径管理、医院感染、不良事件报告、抗菌药物使用、处方点评等信息。

（4）分级诊疗管理资源库：包括预约诊疗监管、双向转诊监管、远程会诊监管与服务等信息。

（七）公共卫生主题数据库

公共卫生主题数据库包含疾病控制、疾病管理、妇幼保健、健康教育、精神卫生、突发公共卫生相关的信息。具体业务信息包括传染病、慢性病、计划免疫、儿童健康、妇女健康等各类信息，存储疫情和突发公共卫生事件信息报送和分析处理、突发公共卫生事件应急指挥、120 指挥调度、妇幼保健、计划免疫、血液管理、出生证管理等系统数据。

（八）计生服务主题数据库

1. 全员人口信息

全员人口信息包括文化程度信息、居住地信息、关系信息、户籍地址信息、婚情信息、服务处所信息、照片信息和子女信息等。其中文化程度信息是指个人的现阶段受教育程度信息；居住地信息指的是个人在不同时间段的居住地信息；关系信息包括婚姻、父母、现有家庭子女等信息。

2. 人口与计生业务信息

人口与计生业务信息主要包括计划生育服务管理类信息（计划生育手术信息、B超检查信息、孕情跟踪信息等）、流动人口服务管理类信息、内部综合管理信息、监测分析信息（人口出生、死亡信息等）、行政区域信息等。

（九）药物管理主题数据库

药品管理主题数据库中存储药品处方集和供应目录、各个医疗机构药物使用情况、临床合理用药信息、药品不良反应、用药错误信息、新药引进评审制度和评审专家库等数据，以及麻醉药品、精神药品、医疗用毒性药品及放射性药品的临床使用情况、安全用药知识等药品相关信息。

（1）药品供应保障资源库。主要包括药品供应信息、药品价格体系，以及招标采购记录信息。

（2）基本药物制度运行管理资源库。包括基本药物目录（含各地扩展）、供应信息、招标采购信息、配送信息，以及基本药物使用信息等。

（3）药物使用监管资源库。包括临床合理用药、药品不良反应、错误用药、新药引进评审制度、安全用药知识等信息。

（十）医疗保障主题数据库

（1）医保跨省费用核查业务资源库。主要包括参保/参合信息、医疗记录及补偿信息、基金与财务管理信息。

（2）医保异地结算资源库。主要包括本地/异地定点医疗机构、异地结算政策等信息。

（3）医保范围药品及服务项目资源库。

（十一）决策支持信息库

（1）公众健康管理信息库。包括居民健康卡管理、居民健康档案管理、社区信息管理、家庭健康档案管理、社康机构管理系统、慢性病管理、分级诊疗、专题数据统计分析与决策管理等信息。

（2）公共卫生管理信息库。包括疾病预防控制管理、慢性病防治管理、精神卫生防治管理、妇幼保健管理、卫生监督管理、急救指挥中心管理、职业病防治管理、健康促进与教育管理、血液管理、专题数据统计分析与决策管理等信息。

（3）智慧医疗管理信息库。包括医疗质量管理与控制监测、人财物与支付管理、医疗药品与材料监管信息、中医药健康服务信息、绩效考核指标收集与评估信息。

（4）健康运营管理信息库。包括健康自我管理信息、健康评估信息、医患互动信息、统一支付管理、网络医院运营与业务信息、分级诊疗协同应用、远程会诊相关数据、区域影像和检验中心共享信息等。

（5）数据决策信息资源库。包括各业务系统综合统计分析库，以及按公共卫生、医疗服务、医疗保障、药品供应保障和综合管理五大领域建立的主题库的数据仓库。

（十二）卫生管理指标库

卫生管理指标库包括健康状况指标、卫生监督指标、卫生资源指标、医疗服务指标、预防保健指标、自然社会因素指标等数据。

（十三）地理信息资源库

地理信息资源库以地理信息系统（Geographic Information System，GIS）为载体，以事物的地理位置为主线，粘合信息，提供多元化的信息整合手段，支持 GIS 桌面空间分析、GIS 桌面三维分析、GIS 平台大数据分析等功能。

（十四）空间数据库

空间数据库在市卫生计生数据中心"地图 GIS 服务平台"提供基础地理数据服务。空间数据服务内容包括深圳市范围的矢量瓦片地图、影像瓦片地图、地形瓦片地图、基础地理矢量数据、POI 数据、路径规划数据。其中，矢量瓦片地图、影像瓦片地图和地形瓦片地图以瓦片地图服务的方式提供；基础地理矢量数据以矢量服务形式提供；POI 数据和路径规划数据以功能服务的方式提供，支撑各业务系统对空间数据的应用。

（十五）全民健康大数据库

面向健康惠民应用需求建立分布式大数据文档库，通过数据采集、抽取、转化和清洗，将传统关系型数据库转换为非关系型数据库。面向六大业务领域的全民健康大数据应用需求建立分布式大数据管理库，通过数据采集、抽取、转化和清洗，将全员人口信息库、居民电子健康档案数据库、电子病历数据以及来自卫生与健康各业务领域业务系统的传统关系型数据库转换为 HBase 等格式的大数据，并建立统一的大数据管理平台。

（十六）对外服务信息库

对外服务信息库主要是为健康惠民应用服务提供基础信息资源和面向健康业务监管应用服务提供基础信息资源。从服务内容划分，包括了针对不同人群提供不同的信息服务内容，面向专业应用人员主要提供卫生行政业务管理、区域业务协作平台，面向管理决策人员主要提供卫生行政业务管理、区域卫生决策支持平台和公共卫生事件应急处置服务，面向社会公众提供自我保健管理、健康咨询、健康信息查询等服务，开展健康调查、预约服务等活动。

（十七）对外信息交换库

对外信息交换库是平台与其他外部系统进行数据交换的信息存储区域。为保证系统的相对独立，需要建设对外信息交换数据库，存放对外共享的信息以及从其他外部系统获取平台所需的信息。

二、三库融合

居民电子健康档案库是区域卫生平台整个数据资源层的核心，居民电子健康档案库主要存储健康档案摘要及临床、公卫的卫生服务结果记录，以此形成健康档案的主要疾病和健康摘要、医疗服务、妇女保健、儿童保健、疾病控制、疾病管理、个人身份信息七大业务主题域。

电子病历库主要存储各医疗机构临床服务过程及结果信息，按照业务关系分为临床服务、医院管理、平台应用组三大业务主题域；电子病历库的数据主要来源于医疗机构信息系统的诊疗结果报告、临床路径、分析统计的数据。

全员人口库主要存储人口基础信息和卫生计生属性信息，按照性质划分为人口出生、人口死亡、人际关系等业务主题域。全员人口库的数据主要来源于社保医保、民政信息、公安信息等外部信息系统。

电子健康档案、电子病历和全员人口三大数据库存储了全域居民健康信息、诊疗、身份等信息，相对独立又相互关联。深圳市全民健康数据资源库的建设，以确保三大数据库基本信息的一致性、准确性、完整性为目标，在"一数一源"避免多头重复采集的基础上，实现信息的授权共享，推动信息资源的综合利用开发，支撑深圳市全民健康战略决策和精细化服务管理需要，为基于全民健康信息平台的信息共享、业务协同、业务联动等应用系统提供数据支撑。整体架构如图4.7所示。

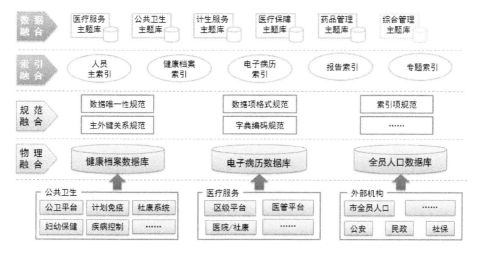

图 4.7 三库融合

物理融合：数据采集交换平台将公共卫生服务、医疗服务及外部机构数据采集交换至健康档案数据库、电子病历数据库、全员人口数据库存储，实现物理存储的融合。

规范融合：依照数据唯一性规范、数据项格式规范、表主外键逻辑关系规范、字典与值域编码规范及索引项规范，实现三库数据的清洗、转换，达到数据规范一致性，实现数据规范的融合。

索引融合：将三库的人员信息域索引、身份域索引统一注册到主索引管理系统，通过索引交叉机制、索引优先级规则实现人员基本信息融合。

数据融合：通过分析三库业务数据逻辑关系，以人员主索引为主线，建立三库事件索引、报告索引、摘要索引，实现三库人员与业务数据的融合。

最终根据主题库业务需求，相同数据项按照数据来源优先级、时间优先级规则组装发送至主题库存储，提供数据共享服务。

三、数据资源中心

结合深圳市平台目前数据资源整体调研情况，得出初步的数据资源中心总体目录如表4.1所示。

表 4.1　数据资源中心总体目录

业务分类	业务条线	具体业务项
电子病历	业务运营相关数据	业务数据统计报告
		诊疗报告每日汇总
		支付信息
		预约资源
		药品资源
		床位资源
	临床诊疗记录相关数据	患者基本信息
		门急诊类信息
		住院类信息
		实验室检验报告
		医学影像检查报告
		体检信息
		临床路径
		住院病案首页主体报告
		手术信息
		诊断明细报告
		门（急）诊病历
		入院记录
		一般治疗处置记录
		助产记录
		出入量记录
		护理评估与计划
		住院病程记录
		转诊（院）记录
		满意度评价
		医院感染
		电子认证业务
		不良事件
	基础资源	基础字典信息

续表

业务分类	业务条线	具体业务项
健康档案业务	档案管理	个人档案
		家庭档案
		健康体检记录信息
		中医干预
		医护信息
疾病控制	疾病控制类	预防接种信息
		传染病报告信息
		结核病防治信息
		健康教育活动记录表
		生命统计
		食源性疾病报告
		职业病管理
疾病管理	疾病管理类	高血压管理信息
		糖尿病管理信息
		肿瘤管理信息
		严重精神障碍患者管理信息
		老年人健康管理信息
		慢性阻塞性肺疾病管理信息
		心脑血管管理
		乙肝患者管理
妇幼保健	儿童保健	儿童基本信息
		出生医学证明
		危重新生儿转运信息
		新生儿疾病筛查信息
		儿童健康体检信息
		体弱儿童管理信息
		出生缺陷监测信息
		新生儿家庭访视
		儿童（小于等于5岁）死亡报告信息

续表

业务分类	业务条线	具体业务项
妇幼保健	妇女保健	婚前保健服务基本信息
		妇女病普查信息
		计划生育服务信息
		产妇管理信息（社区管理信息）
		产妇管理信息（助产机构管理信息）
		重点孕妇转诊信息
		产前筛查与诊断信息
		孕产妇死亡报告
全员人口	人口信息	人口基本信息
		婚姻状况
		生育指标
		孕产情况
		子女情况
		查环查孕
		五期教育
		查证验证
		避孕信息
		征收社会抚养费信息
		户籍地迁移记录信息
		社会抚养费缴纳情况
		服务证管理信息
		流动人口婚育证明管理信息
		独生子女父母光荣证管理信息

续表

业务分类	业务条线	具体业务项
血液信息	血液类信息	献血个人信息
		采血信息
		发血信息
		血液检查结果
		外调血调拨信息
		库存信息
		报废记录信息
		血袋信息

第三节　数据采集

异源异构统一数据采集的对象包括结构化数据、CDA 文档、非结构化数据，支持的采集方式包括关系型数据采集、非关系型数据采集、HTTP 采集、Web Service 采集、JMS 采集、日志采集以及直报数据采集等。

异源异构统一数据采集涉及下级数据采集、跨应用分中心数据交换、跨区域数据交换、数据向下发布等应用场景。为满足全民健康信息平台对多元化数据采集场景的要求，提供的数据采集手段包括"推"模式、"拉"模式、Web 上传模式、直连模式、"注册—通知—订阅"中心式、数据镜像式等。

数据采集（图 4.8）对于公共卫生机构、医院、社区健康服务机构向平台提交的各类信息提供三种采集方式：全 XML 文档格式、全数据库中间表方式、XML 文档格式与数据库中间表混用方式。根据不同数据环境，传输手段使用定时批量提交、消息传输等方式。

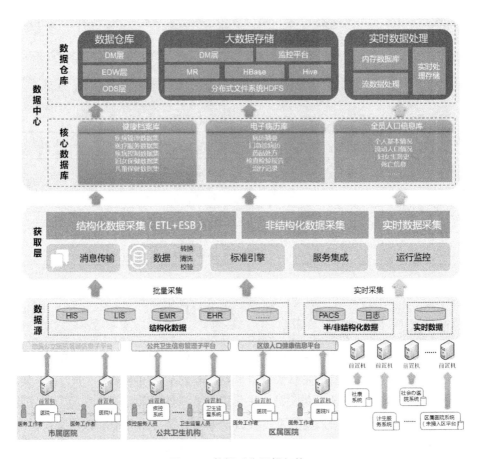

图 4.8　数据采集逻辑架构

一、数据采集原则

1. 统筹性

数据治理服务范围涉及深圳全市医院、公共卫生机构及卫生管理机构信息数据的采集、转换、传输、质量控制和监管，在实施过程中应结合医疗卫生机构业务系统情况，在所提供的解决方案中能够体现逐步推进实施的逻辑，确保可推进性。

2. 统一性

在数据采集过程中应确保数据集、值域表、维护说明及数据源变更报备等文件的标准一致，同时提供详尽的培训方案与规范实施路径，旨在降低因信息不一致所带来的额外工作负担，保障数据采集的高效与准确。

3. 安全性

关键设备或设备核心部件采取冗余设计,避免单点故障导致系统整体或重要功能的丧失,保证系统平稳运行,最大限度减少停机时间并建立便于故障排查、恢复和日常的运行维护的机制。采用相关的软件技术提供较强的管理机制和控制手段,以提高整个系统和数据的安全可靠性。

4. 开放性

数据采集系统应采用开放系统架构,具有跨操作系统、跨应用服务器等特性,支持基于 SOA 的开放式的体系架构,支持将工作流程、内部服务发布为 Web Service,支持外部系统访问。

5. 扩展性

为支持业务需求变化,应在计算能力协同、流程协同、数据协同等方面支持业务扩展及数据扩展。同时支持增加整合的异构系统的数量,扩大部署范围,具备良好的与上级系统的联通性。在纵向上,可支持细粒度和高时效性要求的数据整合,并可以与上级平台或数据中心进行数据交换;在横向上,支持大范围的扩展联网机构的能力,支持增加整合的异构系统的数量,扩大部署范围,具备良好的与上级系统的联通性。

6. 稳定性

充分利用现代最新技术和最可靠的成果,以便该系统在尽可能长的时间内与社会发展相适应,保证系统的全天候正常运行。

二、数据采集流程

数据采集流程如图 4.9 所示。

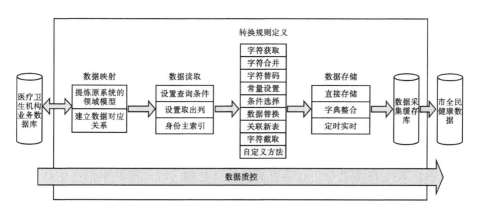

图 4.9 深圳市区域全民健康信息平台数据采集流程

由于各医疗卫生机构汇集的数据存在标准不一致、数据结构不同等问题，需要对医疗卫生机构业务数据库进行统一的数据清洗，因此应对汇聚市全民健康数据按照数据模型进行分类梳理、提取要素和标准化数据结构，以更好地为上层的应用提供数据支持。数据采集严格遵循从医疗机构抽取、清洗、合并、装载储存至中间库的流程。

（1）数据采集指从不同的数据库、不同的数据格式、不同的应用以及不同的操作平台上的实时库提取数据。需要确定抽取的字段形成需求表，再与各业务系统的数据库字段形成映射关系，数据需具有统一、规整的内容。

（2）数据转换指根据转换规则定义处理抽取上来的数据中存在不一致的过程。有两类要处理。

A. 数据名称及格式的统一，即数据粒度的转换，数据格式、计量单位的处理等。

B. 源数据库中不存在而在数据采集标准中存在的数据，需要进行字段的组合、分割或计算。

此外，还需要根据规则对异常数据进行清洗，保证后续分析利用的准确性。

（3）数据装载将清洗后数据集按照物理数据模型定义的表结构装入前置机数据库中。

（4）系统提供整个过程的错误报告、日志、备份与恢复的功能，并能对数据进行质控。

三、数据采集范围

深圳市区域全民健康信息平台对于数据采集范围的基本要求，包括但不限于：

（1）采集深圳市10个区中已建立区级全民健康信息平台中的相关数据。

（2）采集深圳市卫计委统建的覆盖全市的主要业务及管理信息系统中的业务数据。

（3）采集20家市属公立医院（其中5家还在筹建中）医院信息系统中的业务数据。

（4）采集13家市级卫计委直属机构（分别为深圳市医学信息中心、深圳市卫生监督局、深圳市保健办、深圳市疾病预防控制中心、深圳市计划生育服务中心、深圳市急救中心、深圳市慢性病防治中心、深圳市人口和计划生育科学研究所、深圳市新建市属医院筹备办公室、深圳市血液中心、深圳市医疗卫生专业服务中心、深圳市卫生计生能力建设和继续教育中心、深圳市职业病防治中心）主要业务系统中的业务数据。

（5）采集未建区级全民健康信息平台的各区属公立医院的医院信息系统中的相关数据。

（6）采集社会办医疗机构（诊所、门诊部、医院）的医院信息系统中的相关数据。

（7）采集全市统一建设的社康服务与管理信息系统中的相关数据。

（8）根据项目需求，采集其他来源的数据。

四、数据采集对象

采集数据：采集各业务系统中需要使用的数据，包括数据的描述、定义、编码、数据结构、字段类型、数据长度，保证采集数据的有效性与完整性，对采集数据进行逻辑性检测，保证采集数据的真实、准确、及时、有效。采集方法应坚持多数源、多途径的方式，包括人工的、自动的固态存储的方式。

分析数据：通过本业务系统和其他业务系统所采集的数据的分析、处理、计算、挖掘与整理，得出有用信息，以为各种目的所应用。保证分析数据的准确可靠性，要对数据分析、处理和表达的有效性、完整性进行经常性的评价与验证，不断提高分析数据的质量。

上报数据：通过从各种渠道采集到原始数据，并对这些原始数据进行初步分析后得到中间数据。这些数据被整理成特定的格式和需求，以便与其他业务系统进行数据交换，特别是用于向上级部门报告和提交的数据。

五、数据采集来源与资源目录

异源异构统一数据采集是各医疗服务机构之间或各医疗机构内部进行数据共享和交换的数据交换通道，采用统一的数据标准、接口标准、多样化的适配器，部署在全民健康信息平台用于采集、转换、加密/解密、传输各医疗服务机构的数据和信息，同时为各类机构和信息平台接入全民健康信息平台提供统一的接入手段，如图4.10所示。

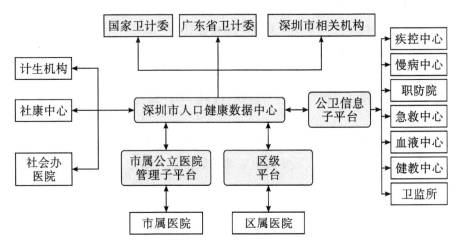

图 4.10 统一数据采集内容

项目建设主要考虑市级、区级以及深圳相关机构的数据采集接口开发，国家/省级相关机构为预留接口，数据采集与交换系统主要从以下 5 类信息系统获取数据。

（1）区级数据平台、医管平台、公卫平台。

（2）市属、区属及社会办医院的医院信息系统。

（3）疾控等公共卫生机构或部门的公共卫生应用系统。

（4）社康卫生服务中心社康服务和管理系统。

（5）计生机构的人口统筹管理信息系统。

全民健康信息平台数据采集与交换系统的主要采集内容有以下 16 个部分。

（1）人口基本数据：人口学信息、社会经济学信息、亲属信息、社会保障信息、家庭子女信息、妇女生育信息、迁徙信息。

（2）健康档案数据：个人基本健康档案、健康问题摘要、主要疾病目录、主要健康服务记录、慢病管理信息、儿童保健信息、妇女保健信息、老年人保健信息、医疗服务信息等。

（3）电子病历数据：门诊/急诊记录、检验信息、检查信息、病案首页、病程记录、体温单、手术记录、护理记录、医嘱明细信息、收费记录与明细信息等。

（4）医院运营数据：基本信息数据、药政数据、病案数据、临床数据、成本收益、人力资源、绩效数据、医学设备。

（5）疾病监测数据：法定的甲类传染病、乙类传染病和丙类传染病等。

（6）妇幼保健数据：妇女健康体检服务数据、婚前保健服务数据、计划生育技术服务数据、围产保健管理数据、儿童保健管理数据等。

（7）基本公共卫生数据：健康档案信息、妇女保健信息、儿童保健信息、老年人保健信息、传染病信息、慢病专案信息、计划免疫信息、康复管理信息、健康体检信息、健康教育管理信息。

（8）人口统筹管理数据：计划生育信息（基本情况、妊娠史、家庭子女情况、避孕史、生殖健康情况信息等）、生命统计信息（人口统计信息、死因信息）等。

（9）药品供应保障数据：药品采购目录信息、企业信息、医疗机构信息、药品订单信息、药品配送信息、药品入库信息、药品结算信息、药品短缺信息、药品招标项目信息、药品中标信息等。

（10）医疗保障数据：医保新农合数据（区/乡镇/村/组自然档案、家庭档案、农民个人基本信息、门诊医疗补偿、住院医疗补偿、合作医疗基金管理）、诊疗记录（门诊、大病挂号记录，门诊、大病、家属床等收费明细，住院出入院记录，住院收费明细，出院诊断）等。

（11）卫生监督数据：医疗机构注册信息、医护人员执业信息、卫生监督执法信息、卫生监督执法个案数据、卫生监督监测数据等。

（12）医疗救治数据：医疗资源数据（医疗机构类型、仪器设备、血液储备、药品物资、人力资源）、病情与救治活动资料（记录病情、救治活动信息、预案和规程、培训资料、医学情报）、应急救治专家数据、医疗救治地理信息等。

（13）血液管理数据：医院每日订血量情况、用血量情况、血液库存情况、血液报废情况、病人用血情况、输血不良反应情况等。

（14）突发事件应急指挥数据：社会经济、气候、基础地理数据、公共卫生危险因素数据、传染病疫情与人口死亡数据、应急资源数据等。

（15）综合管理数据：卫生资源数据、医疗机构运营数据、公共卫生机构管理数据等。

（16）外部委办共享数据：公安局、民政局、人力资源和社会保障局、市场监督管理局等部门共享的数据。

六、数据采集方式及解决方法

（一）数据采集方式

（1）关系型数据采集：关系型数据一般存储在关系型数据库中，关系数据采集模块使用元数据模型来判断数据类型并在数据从数据源转移到大数平台时确保类型安全的数据处理，关系数据采集模块专为大数据批量传输设计，能够自动分割数据集，并进行分布式处理。能够在主流的关系型数据库如 Oracle、SQL Server、Mysql 等之间进行数据采集。

（2）非关系型数据采集：非关系型数据能为平台及计算提供良好的支持，需要将关系型数据库相关数据采集至非关系型数据库内。非关系型数据采集模块能够将 Oracle、SQL Server、Mysql 等关系型数据库中的相关数据采集至 Hadoop 等非关系型数据库中。

（3）HTTP 采集：对于公布在互联网的非政府系统内的数据，可以利用 HTTP 采集方式定期按时对指定 url 进行自动抓取，通过数据解析规则将数据进行预处理并存储，以作为政务数据的有益补充。

（4）JMS 采集：JMS 为消息转发提供很好的并发支持，大多数的消息会经过其处理。JMS 的发布、订阅机制为数据多路采集提供很好的环境。JMS 采集模式能够将消息服务的数据进行订阅后与 Oracle、Mysql、SQL Server、Hadoop 等进行数据交换采集。

（5）Web Service 接口采集：在传输链路和消息层面的数据安全得到保证的情况下，异构、存量系统或者不迁入数据云服务平台的系统可以通过改造，针对接入数据的要求提供统一的 Web Service 接口，数据采集平台通过定制的 Web Service 接口来采集这些系统的数据。

（6）日志文件采集：日志文件能够详细记录平台软硬件每天发生的各种各样的事件，对平台健康运行起着非常重要的作用。日志文件采集是将所有日志记录汇总，便于管理和查询，从中提取出有用的日志信息供平台软硬件运行管理使用，及时发现平台运行过程中出现的各种问题，以便更好地保证平台正常运行。

（7）直报数据采集：系统支持采用界面方式进行数据的采集录入，用户通过界面将本部门的数据进行录入提交，提交到数据云服务平台进行存储和处理。也可以与系统平台发布的接口对接，按照预先定义的数据标准进行数据报送。

（二）数据采集解决方法

数据采集按时效性划分主要包括两个方面，即实时数据集成和定时数据集成两种方式获取各医疗机构的数据。

1. 实时数据集成内容及解决方法

应用系统集成指应用程序之间实时或异步交换信息和相互调用功能，全民健康信息平台因特殊业务功能，医疗机构业务系统之间需要实现实时数据调取。

解决方法 1：采集交换系统可根据业务需求内容，采用 HL7 或 Web

Service 等设计规范及深圳市全民健康信息平台自身业务需求制定的数据交换标准规范开发相应的采集交换组件，采集交换依照中心请求要求实时检索医疗机构业务系统后台数据库，根据相关检索结果信息，实时将信息反馈推送至全民健康信息平台。

解决方法 2：全民健康信息平台建立相应的服务协议接口，设定相应的数据交互方式，由各医疗机构业务系统设定相应的事件触发机制，当设定的事件被触发时，可直接将所产生数据推送至全民健康信息平台。

2. 定时采集数据集成内容及解决方法

数据集成是指应用系统的数据库之间的数据交换和共享，以及数据之间的映射变换，本项目采用 ETL（Extract Transform Load）工具实现。

ETL 数据交换是建造医疗机构数据中心的基础工具。如图 4.11 所示，可以把一端发生变化的数据定时地同步到另一端的数据源中，反之亦然。ETL 的本质是为了把多块位置分散、结构相异、语义相关的数据整合汇总到一个统一库中，形成一个全局的数据视图，进而实现数据的全局共享和综合分析应用。

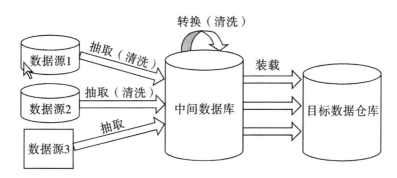

图 4.11 ETL 数据交换流程

在分析了目前医疗机构所用系统架构的基础上，可以采用以下方案来实现卫生信息的采集：医疗机构业务系统厂商方开放业务系统数据库或数据存储只读权限并提供数据结构、技术支持。最后由采集方根据业务标准按需整合。

这种接入方式，对于不同的业务系统，由于采用的数据库系统可能不同，导致数据库相同对应的数据表和字段可能不同，需要各医疗机构开放数据采集相关联业务系统后台数据库或数据存储的所有数据只读权限，采集方根据业务需求分析，针对医疗机构生产数据库进行分析整合，开发相应系统数据采集脚本，采集入中间库数据库。数据清洗转换过程只要采集流程支持可以保持不变，因此数据清洗转换过程是较通用的模块。

数据采集按照数据源划分可分为结构化数据采集和非结构化数据采集。

1. 结构化数据采集

结构化数据采集支持全量抽取、增量抽取、数据检查、主从抽取、多表联合抽取等。并且支持多种异构数据源，如能够通过 JDBC 或 ODBC 抽取入各种关系数据库（Oracle、SQL Server、DB2、Sybase 等）的数据。

（1）数据节点定义：包括数据节点名称、IP 地址、端口号等信息。

（2）数据源管理：指定节点的数据来源库，针对结构化数据交换需要指定数据库类型（Oracle、Sql Server、Sybase、DB2 等）、数据库用户名密码、字符集等。

（3）采集规则性设定：根据业务需求分析，将原始数据库相关数据表结构内容作为输入模块。并根据相关字段信息做排序处理，以提高数据采集效率。采集结构化数据时，可多个数据库多个数据表联合抽取（join），能够设置过滤条件（where 子句）等，能够抽取指定字段，并能实现源表和目标表之间名称、类型、语义的转换和映射。

（4）实施要求：医疗机构提供数据访问地址、数据库名、端口号信息，如医院提供备份库、镜像库，则该库需要达到数据采集的要求。医疗机构需要开放相应的数据库、表、视图的只读权限，并且合理配置数据检索所需的性能优化。医疗机构系统厂商提供数据库表结构文档说明信息。医疗机构提供业务、技术相关的必要支持。

2. 非结构化数据采集

非结构化数据为非关系型数据源如文本文件、XML、Excel、Word、JPG 等数据；针对非结构化数据，例如以文本文件、XML、Excel 等相关文档格式存储的数据，可根据数据存储路径，设置相应的数据采集来源。

（1）实施要求：医疗机构提供非机构化数据存储路径；医疗机构相关业务厂商明确好非结构化数据相关文档头内容，用以表明非结构化数据与结构化数据之间的关联关系。

（2）数据采集内容配置：根据数据中心定义的数据采集内容，可以通过配置方式进行数据采集内容配置。

3. 特殊针对电子病历类数据

医院电子病历数据存储格式有其特殊性，例如电子病历厂商以文档形式存储相关病历信息，或存储于关系型数据库中的 CLOB 类字段中。存储形式有 XML、HTML、文本等多种格式，特殊厂商使用加密存储病历数据。

针对非结构化电子病历数据，数据后台存储加密情景，需由医疗机构协调相关业务厂商进行数据解密处理，并按照相关病历结构化要求，进行非结构化数据解析工作，同时将解析结果存储入结构化数据库中，便于采集方准确地从病历中提取出 CDA 所需要的章节、元素的内容，生成标准 CDA 文档，最终形成电子病历共享文档。

实施要求对病历的全文进行解密解析工作，确保解析结果的完整性，并将解密解析结果存储入结构化数据库。根据 CDA 文档要求生成标准 CDA 文档或由采集方根据电子病历厂商解析内容生成标准 CDA 文档。

（三）数据比对和入库

在进行数据比对装载时，我们将根据物理主键或业务主键判断目标表中是否有相同记录，从而决定是采取 update 装载机制还是 insert 装载机制的方式进行装载。

如果采用 insert 装载机制，就是直接在目标库中插入需装载数据。当采用 update 方式装载时，系统提供设置选择：数据合并可根据医疗机构业务系统中数据库表主键，并结合创建时间、审核时间、修改时间等字段内容判断是否数据需要更新操作，提供覆盖和合并两种情景方案。覆盖指直接用待装载的数据集记录覆盖目标表中对应的记录。合并则指将待装载的数据集记录与目标表中对应的记录进行合并后再装载，这对同一条记录可能被多个交换节点同时修改的场景特别有用。合并的规则包括所有数值类数据相加，所有日期类数据取两者最新的和字符型追加。对于未定义合并规则或未选上的合并规则类型，则采取直接覆盖的方式。

实施要求，是此步骤严禁医院直接通过后台数据库修改医院原始数据，因为这容易造成采集数据与最终汇总结果不一致，导致问题原因查找过于困难。

（四）历史数据保留

在把数据从数据源向数据采集库装载时，有时针对同一条业务数据需要保留其历史记录，这样即使源端的一条记录仅仅是发生了修改，在装载时也可能变成新增方式。因此同一条业务记录在数据采集库中可能会存在多个历史版本。系统支持若干重点字段的变化比较，仅仅是这些重点字段发生变化时才需要保留历史记录，以节省存储空间。

七、数据采集机制

（1）定时抽取：定时抽取触发主要针对实时性要求不高、数据量比较大的数据，如统计分析的管理方面的运行数据，以及日常的医学影像等数据量大、数据传输及时性要求又不是很高的临床数据。

（2）固定间隔抽取：固定间隔抽取主要针对按一定时间间隔同步至平台的业务数据，如健康卡业务数据，须按一定时间同步至平台，患者可及时在平台上查询到自己的诊疗记录、检验检查结果、缴费明细记录等内容。

（3）实时抽取：实时抽取主要针对实时性要求非常高的数据，如急诊转诊数据。实时抽取通常由医疗机构医院端的业务应用系统发起，因此所需要进行数据抽取也应当由该业务应用系统发起数据提交的请求。通过部署于医院端的数据采集功能，可实现及时地对数据做出提交响应。

（4）全量抽取：数据采集支持全量抽取，类似于数据迁移或数据复制，它将数据源中的表或视图的数据原封不动地从数据库中抽取出来，并转换成平台可以识别的格式。全量抽取通过对数据源的抽取规则预定义，直接执行抽取。

在业务场景中，全量抽取一般适用于统计分析或无须进行二次更新的业务需求，通过全量抽取一次或多次将业务系统数据源在不做任何操作的情况下直接抽取过来。全量数据抽取方式虽然较简单、直接、快速，但是在更新实时修改的数据的需求下稍显无力。在有实时变化的数据抽取的场景中，全量抽取可以与增量抽取模块搭配使用。

（5）增量抽取：增量抽取即阶段性地对本阶段内变更的数据进行数据抽取、采集、上报，包括新增、删除、变更的数据，只抽取自上次抽取以来数据库中要抽取的表中新增或修改的数据。在业务操作过程中，增量抽取较全量抽取应用更广。如何捕获变化的数据是增量抽取的关键。

八、数据采集管理要求

采集周期须具备按日、月、季等多种时间周期进行采集的频度设定功能，可在数据库、应用系统、人工采集等不同技术环境下工作，提供多种采集方式。

系统需提供图形化的管理配置软件工具，通过图形化工具以配置方式实现前置系统与业务库的双向连接，实现对数据库的操作，包括插入、删除、过滤、更新、加密等；可以方便地实现对数据库的访问，无论从数据库抽取数据，还是插入数据。系统支持格式化数据文件，如 XLS、XML、文本文件、Excel 等；实现从 DB 到 XML、XML 到 XML、XML 到 DB、文件到 XML 等形式的数据格式转换。

系统须支持数据采集时同义词字典数据库的对照、数据采集任务的自定义、数据采集方式的自定义、数据采集进度及相关情况的追溯。

系统须实现源数据库和目标数据库之间的信息的转换，根据需求对抽取的数据进行必要数据处理，能够提供图形化界面，方便设置数据转换规则，允许对数据库表结构中的字段名、代码和数据类型进行转换配置，支持对表结构中数据进行合并操作，并对转换后产生的新数据进行数据校验。

系统须支持数据清洗图形界面操作或通过配置文件形式进行操作。

系统须支持全量提取和增量提取两种方式。支持实时、定时、周期等方式的采集策略。

系统的数据抽取、转换和上传的每个环节都可以根据需要灵活配置：通过视图来配置抽取的数据源，通过转换方法来配置转换处理过程，通过输出的目标表结构配置输出，并且输出和输入字段的对应可以自由指定。

异构数据集成，可对各种异构数据源采集、集成和交换逻辑进行配置。

系统的设计开发与运行须松散耦合，运行采用独立的 JMX 框架，支持 EJB、JNDI、JDBC、JCA 等服务运行。

系统需灵活定义所采集数据的指标，对采集指标进行增加、停用、编辑修改、废止等管理。

九、异源异构数据采集

统一数据采集与交换平台支持多种工作方式来适应不同的应用场景，包含基于文档的批量数据采集、基于中间库的批量数据采集、基于服务的业务协同、应用与平台的交互等。其中，不同的工作方式可通过具体的技术应用实现，例如 ETL、以 ESB 为核心的服务（Web Service）、API 接口、数据缓冲区（中间库、文件等）、FTP、HTTP 等等。

统一数据采集与交换平台具有良好的可扩展性，适应多种操作系统，例如 Windows Server 2008/2012、Linux 等；支持各种主流数据库，如 Oracle、MS、SQL Server、MySql、Cache 等数据库；灵活适应数据接口的变更，通过简单配置即可实现对数据接口调整后的自适应；支持方便地实现与其他中间件的对接；支持方便地满足系统的二次开发定制要求。

十、数据采集标准管理

标准管理系统是为了满足卫生信息标准规范的可管理性和国家互联互通成熟度测评要求，基于区域卫生信息标准管理体系建立的支撑型软件。如图 4.12 所示，系统可实现对标准规范、数据元、数据集、字典、共享文档和交换接口文档等进行统一维护管理，提供相关信息的采集、审核、发布、变更、比对、下载功能，可采用手工录入、数据文件导入、数据库表导入等多种采集模式，保证数据采集的持续性、正确性和一致性，保证采集数据的完整有效。

标准管理系统所涉的标准涵盖面向区域卫生信息化的一系列规范、机制和制度。主要分为四大类：

（1）基础类标准，包括标准体系表与标准化指南、术语标准、卫生信息模型。

（2）数据类标准，包括数据元标准、分类与代码标准、数据集标准、共享文档规范。

（3）技术类标准，包括系统功能规范、系统建设规范、接口技术规范、信息安全与隐私保护规范。

（4）管理类标准，包括测试与评估、监理与验收等。

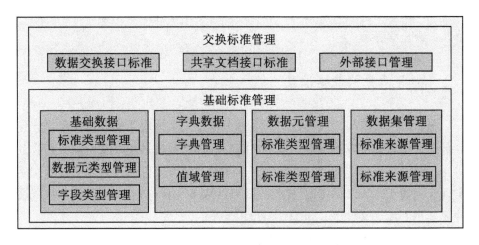

图4.12 数据采集标准管理系统功能架构

第四节 数据处理服务

数据处理服务旨在整合各种数据资源，为它们提供一个统一的访问和处理平台。这一服务主要包括两大方面：一是构建统一的数据访问网络，使得用户可以方便地访问到所需要的数据；二是提供面向复杂数据处理需求的数据处理服务，以满足不同场景下的数据处理要求。此外，作为数据集成服务的支撑模块，在数据集成中还提供元数据访问服务，以帮助用户更好地理解和利用数据集中的信息。

数据处理服务主要包括数据整合、数据存储、数据访问、数据清洗、数据装载、数据质量控制、交换任务设计和部署、安全需求。

一、数据整合服务

数据整合服务，指对数据的集成、加工、处理和转换服务。用户可以从不同结构的数据源中抽取数据（Extract），对数据进行复杂的加工处理（Transform），最后将数据加载到各种存储结构中（Load）。例如，从不同数据库、结构化文件中抽取数据，并加工成统一的数据格式，最后加载到数据仓库中，供应用使用。

深圳市区域全民健康信息平台的数据整合服务提供从固定格式的数据库中抽取数据，并将这些数据转换为符合卫生信息标准化规范中的共享文档格式，然后将该共享文档下载到或者上传到指定的存储位置。

数据整合方式要求提供以个人为中心的个案数据的整合；以业务主题域为中心的批量管理数据的整合；以 XDS 目录服务为基础的文档索引信息的整合。

二、数据存储服务

（一）关系型数据库

深圳市区域全民健康信息平台针对关系型数据库存储可提供相应的数据分库分表策略，实现数据的分布式存储管理能力。主要包含下列功能：

（1）统一的数据结构规范管理功能。实现对关系型数据库存储结构的统一管理。

（2）数据结构创建、核对、授权管理功能。根据数据结构管理规范信息，实现对数据表结构的自动管理功能。

（3）对同一数据结构，可进行分库分表配置，支持用户自行定义相关的数据分库分表规则，在现有的关系型数据库中实现业务数据按照分布逻辑分散存储。

（二）共享文档

考虑到共享文档存储体量巨大、文档存储扩展的便利性及文档复合检索的相关要求，平台对于此类共享文档采取利用关系型数据库进行文档索引存储，利用大数据技术实现文档内容存储的复合解决方式。在保障文档复合检索调用要求的同时，确保文档内容存储空间和数据共享性能的可扩展性。

（三）数据文件

数据文件存储量大且内容零散，对此类数据对象的存储和检索要求文件索引信息采取利用关系型数据库进行存储，文件本身则根据用户要求可选择文件服务器、HDFS 或数据库的方式进行存储。

三、数据访问服务

数据访问服务提供多种信息共享访问方式（推送式、主动获取式、订阅发布式、批量数据提供等），支持多种数据类型（结构化数据、共享文档、非结构化数据等），按照访问用户的需求提供满足条件的数据。

推送式：平台采集数据后，根据属地原则将数据推送到省级平台或其他业务管理平台。

主动获取式：数据访问对象主动向平台获取数据，平台提供对单个或集合的数据的检索和访问服务。

订阅式：平台根据订阅信息，在数据产生时，把数据推送给订阅对象。

批量数据提供：根据数据访问对象批量需求，提供批量数据获取方式（ETL、数据镜像等）。

四、数据清洗

数据采集清洗功能须实现数据源的采集、信息加工处理、不同数据源格式转换、信息传输、加载等功能。数据采集系统须支持多格式文档/数据、数据库表、消息等数据源，须支持通过数据源端（前置端）数据采集的统一整合，实现数出一门。系统须支持数据格式映射，可对于各种异构数据源采集、集成和交换逻辑进行配置。能够在前置客户端灵活设置或更新本机构业务系统字典与平台标准字典映射关系，清洗后能够自动生成电子病历共享文档，能够设定自动或手动数据清洗并能输出运行日志。系统须支持数据加工处理，包括数据信息清洗、信息转换、信息加载等功能，将从数据源获取过来的数据进行规范化处理，实现多源数据组合、冲突数据处理、数据格式检查等功能，并将其转换成数据库需要的格式。数据加载须将经过规范化处理后的数据存放到数据库中。系统须支持定义数据的加载频率和加载方式。数据的加载频率能够根据数据的产生频率和数据仓库对数据的分析粒度来调整，并且可以根据需要来定义加载的间隔。系统须支持信息转换，包括同义词字典转换，以及特殊字符的转换、拆分。系统须支持数据校验，校验数据是否符合相关规则并将此类数据存储于数据库中再进行人工判断是否需要进行再次处理。系统须支持数据清洗转换成功后可以对数据转换的结果进行对比查看，支持在线的比对查看。系统须支持不同数据源进行关联清洗。

按照深圳市区域全民健康数据采集标准和规范数据制定数据清洗机制，清洗模块首先过滤数据抽取模块中原始数据的无用信息，这主要通过设置取出的属性以及设置取出条件来完成，这样就可以避免读入大量无用的信息而提高系统的性能。取出数据之后，由于异构系统的数据结构与标准模型往往有着很大的不同，因此它们之间并不是一一对应的，需要对原始数据在做出一定的处理使其满足标准模型，这其中主要有两种方式。

1. 对应清洗

对应清洗主要提供了从映射读出原始数据后的各种数据处理方式，数据处理之后数据可以加载到数据装载模块以存入数据清洗库。处理方式主要有7种，它们还可以任意组合。

（1）转码：此种方式主要为了解决比较低版本的异构数据库如 Oracle 8 和 SQL Server 7.0 读出数据的乱码问题，支持的转换格式有 UTF-8、UTF-16、Windows-1252、GBK、GB18030，这样经过转码就可以得到正确的数据。

（2）字符截取：此功能可以把输入字符进行任意的截取而取得所需要的数据。

（3）字符合并：此功能可以将两个或多个字符合并，例如对于某些异构系统时间的定义是通过两个 String 类型的字符串表示，一个记录年月日，另一个记录当天的时分秒，而对应标准模型的类型是时间类型，这样就需要把两个字符串先合并然后转换成对应的时间类型。

（4）常量设置：此功能可以为标准模型的属性设置常量值，此时该属性的值往往和源系统的数据无关。如为"门诊挂号"设置"医疗机构代码"来表示当前数据的来源医院。

（5）条件选择：此功能可以根据输入的值进行条件判断而设置对应的取出值，例如通过判断源数据"映射挂号"中"总金额"的正负值来设置相关的"收退费标志"。

（6）关联表：此功能可以根据输入的值到源数据系统或者各个关联表中去查询所需要的相关属性。例如通过"映射挂号"中的"门诊号"去查询"映射病人信息"对应的病人具体信息。

（7）对应转化：此功能可以实现字段的一对一转换。例如在"映射病人信息"中的"性别"字段，1代表男，2代表女，通过此功能，输入值中的1或2就能被相应地转换成"男"或"女"。

2. 自定义清洗

除此之外，还留有自定义清洗的接口定义，可以通过手工编写代码而解决特殊的问题。

数据清洗可根据每个步骤清洗结果分别存储入数据清洗库，用以监控比较清洗前数据内容与清洗后数据内容，以校验数据清洗结果准确性。根据不同清洗结果，及时修正清洗规则，达到数据清洗有据可依，清洗结果内容与原始内容统计分析类结果完全一致。

五、数据装载

数据装载模块主要实现的是两个功能：增量装载和数据整合。增量装载就是简单的堆积数据，而不需要考虑整合问题，如业务数据库中的挂号数据往往采用这样的方式。而对于字典数据或者像患者信息这样的业务数据，在加载之前，需要把这些数据进行整合处理到目标资源库中，整合的目的一方面是满足医疗机构内跨业务的专项业务操作，另一方面是动态建立起医疗机构居民健康档案的全局视图。

数据整合就是把采集到的业务数据分门别类地组织好，并按设计要求分别存储到区域卫生资源中心，用以支持跨机构、跨级和跨业务的专线业务应用，例如新生儿随访、传染病管理、妇产幼保健、慢性病管理、转诊管理、远程医疗等。

为了满足卫生管理机构的管理要求，我们建立了数据上传存储库。对于这些存储库，其数据一方面来自机构应用系统和专线业务系统，另一方面来自健康档案数据。

在技术层面，由于不同类型的数据有不同的存储要求，因此，数据装载模块提供多种数据存储格式，一种是将数据存储入关系型数据库中，并为平台方提供相应的数据调用路径、权限。另一种是把标准关系型数据转换成另一种结构，如 CDA 临床文档架构、XML 文档结构、Excel 表格文档结构。为支持各种结构的数据，数据采集系统的技术部分提供了各类文档的适配器、解析器和构建器等专门组件，这些组件协同操作，共同完成数据的整合，在数据中心端建立 ftp 服务，存储需求的非结构化数据文档，并为平台提供文档类数据的调阅功能。

六、数据质量控制要求

数据质量监管系统是数据共享与交换平台的核心组件之一，负责监控、管理、维护各个机构和全民健康信息平台数据交换过程、校验过程和数据质量评审。它从校验规则、交换流程、数据质量视角对数据交换过程进行了端到端的监管工作。该系统能够实现质量分析、质量评估、质控结果展示、运营维护等功能。

1. 质量分析

质量分析指对数据从医疗机构到前置机的数据交换传输情况进行跟踪，按照校验规则对数据字段级及表级关系进行校验，同时输出数据校验结果报表，提供给各个医疗机构，对不符合规则的数据进行排查。

2. 质量评估

质量评估是数据监管系统的重要组成部分，它从数据的完整性、一致性、时效性、规范性四个维度对数据质量进行评估。基于业务信息，我们将所有可监控、可计算的数据指标放在质控平台中统一管理，并为每个指标做出明确的定义，包括指标类型、指标名称、计算公式、计算频次等。数据质量管理根据需要将所有相关数据质指标分为两大类：原子指标和复合指标。同时，指标类别进一步细分为监督指标、评估指标和考核指标，这些分类中有重叠部分，根据不同的目标，在指标源中抽取相应的指标。

3. 质控结果展示

根据已经制定好的质控规则进行检查，形成质控结果，对质控结果进行统计展示，为提高数据质量提供数据支撑。

4. 运营维护

运营维护主要包括交换节点维护、指标体系维护、机构交换表维护等基础功能，用以保障整个系统的正常运行。

该系统实现了端到端的全流程数据监管，可以根据现场数据情况，自定义校验规则，以保证数据上传的有效性，制定完善的数据评分体系，以保证上传数据的质量。

完整性：监测各医疗机构是否将业务日期内的数据完整上传。

关联性：监测业务子事件报告是否可以按照一定规则追溯到业务父事件报告。

约束性：监测业务子流程的业务父事件报告是否存在至少一笔的业务子事件报告。

一致性：监测各医疗机构上传的统计指标是否与明细报告汇总值相符。

规范（准确）性：监测数据是否满足接口中定义的数据规范（准确）性要求。

及时性：监测数据是否在业务数据产生后及时上传。

为提高数据的采集质量，须提供完整的数据质量评估体系，同时建立完善的数据监控机制，对医疗卫生机构数据采集的情况（采集数量、采集成功率、质量评估结果等）进行综合展示。

七、交换任务设计和部署

1. 交换任务

交换任务定义了一次数据交换的规则，它包含若干步骤的定义，例如数据从哪张表抽取然后装载到哪张表等。

交换任务描述包括任务编号、类型、描述、版本号等。

对于源表结构和目标表结构的引用，可以从表结构库中引用多个源表结构和一个目标表结构。

针对一个或多个源表结构，须定义好数据抽取步骤的规则，例如，指定一个或关联两个以上输入内容，给出关联字段、过滤条件、抽取哪些字段以及相应的映射规则、增量抽取规则等信息。这些信息可以引导交换节点构造脚本和采集规则抽取数据。

针对一个目标表结构，定义好数据装载步骤的规则，这些信息可以引导交换节点构造脚本来装载数据。

根据过往实施经验与项目工作成果，针对国内较大业务系统厂商，我们已经有一套相较完善的针对性系统采集模块，在此次项目实施过程中，可复用过往工作成果，并根据此次项目特殊化要求，简单修改相关采集模式，减少业务开发工作量，减少项目研发实施周期。例如：HIS 系统采集模块有天健数据采集、东软数据采集、创业数据采集、卫宁数据采集等；LIS 系统采集模块有红桥数据采集、卫宁数据采集等；PACS 系统采集模块有东软 PACS 数据采集、联众数据采集等；

2. 交换任务监控

各交换任务的历次执行情况均会在系统中进行详细记录。基于详细的记录，系统为管理员提供了交换任务执行记录查询功能。通过该功能，管理员可以实现对大量交换任务执行情况的事后跟踪，及时了解各交换任务的运行状态、执行情况、异常情况等，为交换系统及交换任务的管理提供准确的依据。管理员可以指定时间段、交换任务类型（抽取/装载）、任务状态等条件的组合，来获得历史交换任务记录，并查看和处理交换任务错误日志。

3. 任务调度

新建一个采集任务，来定期从业务系统采集数据。在采集任务配置界面中，可以新增、删除采集任务，还可以对采集任务进行分组、禁用、启用等操作。采集任务的触发可分为定时触发和事件触发。

定时触发具体又可分为周期性触发、设定一个时间触发和手工触发。周期性触发可细分为按月触发、按天触发、按小时触发、按分钟触发等操作，可实现 T+1 日增量数据采集工作，并可实现准实时数据采集工作。

事件触发是基于某类特殊事件的触发，如对某些数据表数据情况的探测，一旦发现有数据立刻发起交换任务，或交换节点本身是一个服务，一旦接收到请求就立刻发起交换任务。此部分工作可实现数据实时采集工作，但事件触发中的实时探测部分对系统资源消耗过大，为避免影响业务系统正常运行，不建议使用这种触发方式。医疗机构业务系统可增加相关业务系统服务接口，不通过采集方，直接与平台方进行数据交换工作。另外采集方可提供相应响应服务内容，根据平台方对医疗机构的实时数据请求服务进行检索业务系统后台，并反馈相应结果给平台方。

4. 部署要求

（1）数据采集与交换系统要求能部署在目前主流的 Unix（IBM AIX、HP UX、SUM Solaris）、Linux（Red Hat Linux、SUSE Linux 等）、Windows（2003 Server、2008 Server、2012 Server 等）等操作系统以及大型数据库（MS SQL、SQL Server、DB2 V9、Oracle、Sybase 等）上。

（2）数据采集与交换系统所涉及的前置机环境须与生产环境隔离，不能影响生产系统。

（3）须确保数据采集与交换系统在数据从医疗机构到前置机整个传输过程中安全可靠。

八、安全要求

深圳市区域全民健康信息平台数据采集与交换系统所采集的数据均是各医疗卫生计生机构的关键性应用数据，必须保证数据采集、传输、存储全过程的安全，并且具有隐私保护机制。投标人须采取包括但不限于以下内容的安全措施：

（1）数据库应设置预定的备份策略进行本地备份，必要时进行异地备份。

（2）严格按照用户级别来授权用户对数据和资料的访问。

（3）关键数据的修改应记录详细的操作日志，以备追查。

（4）数据的传输与关键敏感的数据的存放须进行一定的加密处理。

（5）制订数据库系统备份和恢复方案时，必须将重点放在防范用户失误和介质失效而造成的数据损失上。数据整合平台应采用专业的备份软件为整个网络中的服务器和工作站提供高速、可靠的应用备份和恢复能力。

第五节 数据共享交换

深圳市区域全民健康信息平台能够实现区域内医疗机构之间的卫生计生业务协同应用，满足医疗服务对卫生数据信息的基本利用需求。同时，市级平台能够实现市级相关单位之间数据共享交换的需要，譬如与医管局、社保局、民政局等之间的共享交换。数据共享交换支持数据库、HTTP、socket、SOAP 协议等多种方式，满足数据交换从数据源端到使用端的实时共享需求。

一、数据共享交换逻辑结构

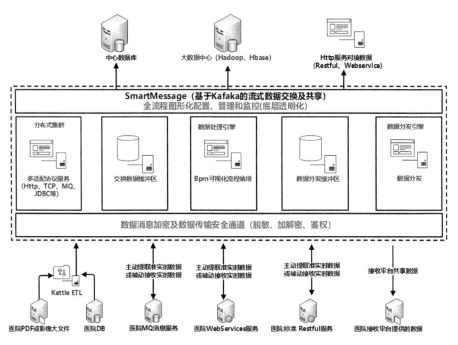

图 4.13 数据共享交换逻辑架构

二、数据共享交换通道

构建数据采集、数据转发、数据注册、数据下沉四类数据通道，统一归口各类数据，实现数据采集共享交换，如图 4.14 所示。

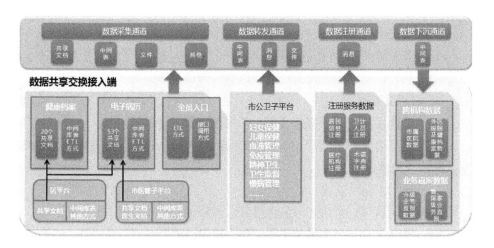

图 4.14 数据共享交换通道

1. 数据采集通道

数据采集通道支持共享文档、数据库中间表、文件采集等多种数据采集方式来适应不同的应用场景，实现区平台、市医管子平台、全员人口、公卫平台等系统的数据采集，完成健康档案库、电子病历库、全员人口库三库融合。

2. 数据转发通道

数据转发通道实现公卫平台、慢病平台、妇幼平台等数据的接入，完成妇女保健、儿童保健、血液管理、免疫管理、精神卫生、卫生监督、慢病管理等数据转发。

3. 数据注册通道

数据注册通道基于消息机制完成数据注册服务，实现居民信息注册、医疗机构注册、卫健人员注册、术语字典注册等数据注册。

4. 数据下沉通道

数据下沉通道通过中间表的方式实现跨机构数据、业务直报数据下沉。满足区域内医疗机构对医疗服务卫生数据需求、市级相关单位之间数据共享交换需求。

三、数据共享交换资源目录

业务系统交换资源目录主要包括卫生资源类、医疗服务类、全员人口类、公共卫生类、妇幼保健类、突发应急类、血液管理类、食品安全类、综合监管类等，如图 4.15 所示。通过数据共享服务，实现按需、跨业务域、主数据进行资源目录共享。

1. 卫生资源类

（1）资源目录：卫健人员信息（医师、护士、药师）、机构信息等。

（2）共享信息：执业变更信息、执业行为信息等。

2. 医疗服务类

（1）资源目录：医疗质量信息、基层医疗绩效考核信息等。

（2）共享信息：个案病历、重点疾病、收费信息、不良事件、病案数据、医院感染数据等。

3. 全员人口类

（1）资源目录：全员人口基本信息、扩展信息、计生服务信息等。

（2）共享信息：出生医学证明、死亡医学证明等。

4. 公共卫生类

（1）资源目录：管理卡信息、随访记录信息、统计报表信息等。

（2）共享信息：诊断信息、用药信息、检验检查报告、病案首页等。

5. 妇幼保健类

（1）资源目录：管理卡信息、随访记录信息、统计报表信息等。

（2）共享信息：诊断信息、用药信息、检验检查报告、病案首页等。

6. 突发应急类

（1）资源目录：应急资源信息、应急事件信息等。

（2）共享信息：专家信息、应急机构信息、应急药品信息等。

7. 血液管理类

（1）资源目录：献血信息、库存信息、配送信息等。

（2）共享信息：医院库存信息、用血信息等。

8. 食品安全类

（1）资源目录：食品安全监督信息等。

（2）共享信息：医院相关诊断、用药监测信息、检验检查监测等。

9. 综合监管类

（1）资源目录：财务报表、药品采购报表、基本药物监测报表等。

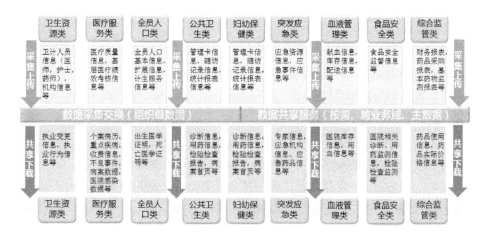

图 4.15　数据共享交换资源目录

第六节　数据质量控制管理系统

数据是所有上层应用的基础，数据质量的好坏将直接影响到应用系统的使用效果。因此实现成功的数据质量控制，保证数据质量是一个非常关键的建设内容。

数据质量管理系统能完成对采集的数据进行质量管理，可满足数据清洗、数据完整性检查、数据正确性检查以及错误修改等。采集的数据能按照卫生数据元标准体系的管理要求重组并补充各类数据描述信息，然后通过各种加工手段丰富基础数据资源的构成，满足后续业务需求。在数据加工处理过程中，重点关注数据加工操作的规范化、自动化和可追溯性。每一笔数据都应该是采用标准、统一的方式生产出来的，并且此数据的生产过程是可供追溯的。

数据质量管理系统以 BS 架构部署，从完整性、一致性、规范性、及时性四个维度对数据质量进行管控，即时反馈数据质控的结果，以图形、图表、文字说明等多种展现形式表达，并支持扩展，同时根据平台建设的成熟情况以及数据质量考核要求的变化调整数据质控管理模型，从而适应一些特殊的数据质量管理需求。

一、总体设计

(一) 设计思路

1. 数据质量控制体系

通过对采集数据的质量进行评估监控,实现数据采集质量的管理与控制。数据质量控制管理系统内置五个维度几百个指标的数据质量控制体系,通过质量控制体系评估数据上传质量。具体控制体系如下:

(1) 数据完整性控制体系,评估发现是否存在数据声明数量、业务约束关系判断的漏传导致数据不完整的问题。

(2) 数据一致性控制体系,评估发现业务事件数据和人的关联、业务事件和业务表单明细数据关联性问题。

(3) 数据规范性控制体系,评估发现是否符合接口字段定义的值域要求、业务约束等问题。

(4) 数据及时性控制体系,评估发现业务数据发生日期与到达平台日期之间的周期是否在约定范围的问题。

(5) 数据稳定性控制体系,评估发现由于网络不稳定、数据库作业异常等因素导致的数据交换不稳定等问题。

2. 数据质量闭环管理

通过数据质量闭环管理机制,业务部门、信息中心、厂商可以通过系统自主发现问题、追溯问题、定位问题、解决问题。主要功能包括:

(1) 数据质量评估组件:可配置指标权重,从关联率、约束符合率、明细数据统计结果与业务运营一致率、规范率、数据平均差异天数几个方面对指标进行评估。

(2) 数据质量考核组件:基于指标的评估结果,按照考核要求,对各机构按不同时间维度(周/月/季/年)分别对各指标进行考核。可从完整性、一致性、规范性、及时性分析指标得分及得分趋势。

(3) 数据质量自助排查组件:厂商可运行数据质量自检程序,排查数据质量问题。对发现的数据质量问题可以及时修正。

3. 数据质量提升服务

数据质量的提升需要平台和多家医疗机构的沟通协作,数据质控系统为全民健康信息平台及每一家医疗机构提供数据质量提升服务。

通过数据质量控制管理系统,依托本地化的数据质量控制体系,卫生管理部门可以获得量化的各医疗机构或下级平台的数据上传质量量化评价,以便不断提高平台数据质量。

提供数据质控关口前移机制,医疗机构需要对数据进行校验以后再进行上传。医疗机构可自助下载和查看数据准确性报告,修改报告中出现的问题,对于上传失败的记录修改以后重新上传;对于连续出现的问题,需要厂商配合进行专题排查,定位原因并及时纠正。医疗机构或卫生管理机构需要有专门人员负责数据问题的反馈和与厂商联系的工作等。通过一系列的措施来确保信息系统功能的应用,不断提升数据质量。

(二) 数据特征

平台数据库的信息通过抽取、转换、清洗、加载而成,具有以下的特征:

1. 业务数据来源多样,原始数据质量参差不齐

平台数据库从多个业务单位的多个业务信息系统中获取相关原始数据,数据源众多。数据在物理结构和逻辑结构上不统一,甚至同一业务单位的不同业务系统之间也无法实现数据物理结构与逻辑结构的统一。这些原始数据的质量缺陷主要表现在:

(1) 数据的完整性:已经产生的各类文档和事件数据,终端系统并没有全部上报。

(2) 数据的正确性:应该填写的表格以及内容,终端系统并没有按照要求执行,而是将不应该出现的内容或固定的不明含义的值填写在内,造成一部分数据内容的不正确与不可信。由于需要上传的文档和文档之间、文档和事件相互之间具有关联关系,而具有关联关系的各个数据往往会需要从终端系统内不同的信息系统获取,在获取的方式和时间上由于种种原因而无法保证一致性或保证可以获取成功。例如,就诊流水号是在 HIS 中生成,在各类诊疗报告中需要具有该数据,但 LIS 或 RIS 由于种种原因无法从 HIS 中获取准确的就诊流水号。

2. 业务上没有绝对权威,数据缺少比较基准

由于业务单位、业务信息系统的独立性,造成数据的独立存在,而且在所有的数据集中缺少绝对的业务权威、数据权威。当出现数据不一致的情况时,无法通过与权威的比较来确定数据的有效性,只能通过人工的核查干预来解决冲突问题。

3. 业务数据缺少统一关键索引,存在严重的身份重叠问题

数据物理结构和逻辑结构的不一致致使所有数据集没有统一的关键索引,对于居民使用身份证、医保卡、医院发行的就诊卡等多次就医的情况无法进行有效的判断、统一,造成居民健康档案的"分裂";更有甚者由于一些系统外的原因,比如身份证重号问题,造成不同居民的健康档案"混合",这些都会造成健康档案无效。

(三)流程设计

针对业务数据的获取、检验、使用全过程,建立起完整的数据质量保障体系是至关重要的。这一体系能够提供覆盖业务单位数据的质量分析反馈、数据抽取、数据转换、数据清洗、数据加载、数据使用功能。实现从前置端到中心端的完整数据采集过程数据质量控制。

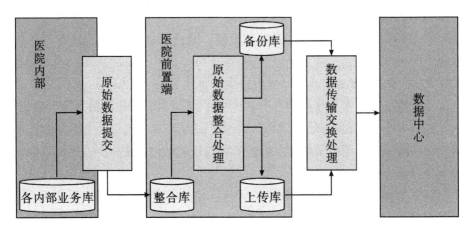

图 4.16 数据采集过程中的数据质量控制

(1)医院需要将内部各个信息子系统(HIS、LIS、CHSS 等)的相关数据填写到前置端的整合库内。在填写时务必注意就诊记录表的就诊流水号不可重复、不可为空,其他各业务表应尽量正确填写对应的就诊流水号,确实无法填写时填医院内部唯一编号;明细级业务子表应关联到业务主表。

(2)平台在医院前置端部署的相关软件可对整合库中的数据进行整合处理,先对符合预先设定条件的异常数据进行纠正。

(3)将经过整合处理的就诊记录填入上传库,将由于种种原因尚未能够关联的记录或不能自动修改的异常数据留存在整合库中待与后续上传的数据进行匹配或直接通知相关人员进行人工处理,若等待若干日(可根据业务要求进行设置)所出现的问题仍旧无法获得解决,则作为低质的数据导入平台。

(4)在中心端对数据进行更加严格的质量控制,其管理功能分为三类:对数据抽取、转换、清洗过程中发现的异常数据进行人为的干预管理,对完成数据转换、清洗的数据进行重叠身份专项管理,对业务单位的数据质量进行统计分析、反馈。

二、质量综合评估

数据质量控制管理系统采用平台视图与上传单位视图方式,对平台整体数据质量的总体情况、各项质控指标的得分情况、数据上传质量反馈明细,以及数据上传单位的得分排名等进行展示。

综合评估功能有两种视图:

(1) 平台视图。展示平台整体数据质量的总体概括情况、各项质控指标的得分情况,以及数据上传单位的得分排名。

(2) 上传单位视图。展示对本上传单位数据质量的概括情况、各项数据质控指标得分情况、每日数据上传质量反馈明细、质控指标口径查询等。

主要功能包括综合考核、指标查询、接入机构排名和参数配置等。

(1) 综合考核:以完整性、一致性、规范性、及时性指标体系计算各项得分,以及按权重配比后的综合得分情况汇总,可按年、月、季、周维度计算。

(2) 指标查询:按时间维度(年、季、月、日)、指标分类维度(完整性、一致性、规范性、及时性)、上传单位,查询单项质控指标的计算结果,包括指标描述、质控数据量、符合度、单项指标得分情况。

(3) 机构排名:在数据质量考核体系中,以接入机构排名为主要形式,计算各机构综合得分,综合得分的计算方式会根据平台建设的成熟情况以及对数据要求的发展情况动态调整。计算口径可以按年、季、月、日维度计算。

(4) 参数配置:核查参数配置,包括指标配置、权重配置、机构配置。

A. 指标配置。指标配置,是指设置每个单项指标项的得分计算方式。

B. 权重配置。权重配置,是指设置综合得分的计算方式。

C. 机构配置。每个机构的业务情况是不完全相同的,通过机构配置设置不同机构数据质量控制的范围。

三、数据质量分析

数据质量分析模块以数据质量的客观问题为主要展现内容,提交数据的质量,包括数据提交的关联性、准确性、完整性。准确性是指上传数据符合接口规范要求的程度,以及数据之间逻辑对应关系的满足程度;完整性用于判断上传数据是否为接口所要求上传的全部数据。

该模块通过处理过程总览、指标质量总览和数据质量总览功能对数据处理完整过程情况、单项指标符合情况，以及数据覆盖度、通过率等情况进行汇总展示，分析各数据上传单位提供的数据质量，并查看具体上传的接口表单、数据错误统计、数据警告统计的情况及明细。同时，模块还能对表级异常情况进行追踪，从而及时发现问题并予以分析解决。

数据质量分析模块以数据质量的客观问题为主要展现内容。

（1）处理过程总览。展示数据处理完整过程的情况，从厂商上传开始，到数据预处理、数据校验、数据交换、数据入库的一系列流转，帮助用户完整地呈现整个数据上传链路中各个处理环节的数据情况。并以此为线索，查找数据在各环节出现问题的详细情况。

（2）指标质量总览。以单项指标符合情况的维度，分析机构在哪些指标校验过程中存在的问题，以及提供具体的计算脚本，供厂商数据修复使用。

（3）数据质量总览。从数据覆盖度、数据通过率的角度出发，分析各数据上传单位提供的数据质量，并能够查看具体上传的接口表单、数据错误统计、数据警告统计的情况及明细。

（4）表级异常追踪。详细列出每个上传机构，每个上传表单的异常原因、异常统计及统计日期，并且能够查询具体的异常数据。

四、数据校验日志

校验日志是数据质量控制系统的运行痕迹，能够清晰地展示系统运行状态。日志查询包括平台端系统运行日志和数据采集端系统运行日志。

日志内容主要包括处理任务名称、任务执行时间、完成情况、数据处理类型、处理数据量等。

五、网络监控管理

网络监控是监控数据接入机构数据采集服务器的网络连接情况，并提供历史连接情况的查询与统计等。

六、数据自检自测

数据自检，即对提供给数据上传厂商的数据质量进行自测用，能够即时反馈数据质量，且提供自测程序运行日志，提高数据联调效率。

七、数据补传机制

数据补传分为两种情况：第一种情况是通过数据质控完整性校验发现数据缺失，将通过消息的机制通知第三方补采；第二种情况是，若数据从前置端采集至中心端过程中网络中断造成的断传，系统会自动检测网络通信状况，待网络恢复后自动补传。